食源性疾病
科普文章汇编

陈莉莉　陈　江　章荣华 主编

浙江工商大学出版社 | 杭州
ZHEJIANG GONGSHANG UNIVERSITY PRESS

图书在版编目（CIP）数据

食源性疾病科普文章汇编 / 陈莉莉，陈江，章荣华
主编 . — 杭州：浙江工商大学出版社，2023.6
ISBN 978-7-5178-5199-8

Ⅰ . ①食… Ⅱ . ①陈… ②陈… ③章… Ⅲ . ①食源性
疾病 – 防治 Ⅳ . ① R595.7

中国版本图书馆 CIP 数据核字（2022）第 214442 号

食源性疾病科普文章汇编
SHIYUANXING JIBING KEPU WENZHANG HUIBIAN
陈莉莉　陈　江　章荣华 主编

责任编辑	张婷婷
责任校对	何小玲
封面设计	朱嘉怡
责任印制	包建辉
出版发行	浙江工商大学出版社
	（杭州市教工路 198 号　邮政编码 310012）
	（E-mail：zjgsupress@163.com）
	（网址：http：//www.zjgsupress.com）
	电话：0571-88904980，88831806（传真）
排　　版	杭州彩地电脑图文有限公司
印　　刷	浙江海虹彩色印务有限公司
开　　本	787 mm×1092 mm　1/16
印　　张	12
字　　数	212 千
版 印 次	2023 年 6 月第 1 版　2023 年 6 月第 1 次印刷
书　　号	ISBN 978-7-5178-5199-8
定　　价	58.00 元

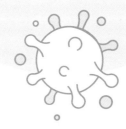

编写委员会

主编 陈莉莉　陈　江　章荣华

主审 楼晓明

编者 （按姓氏笔画排序）

王绩凯　浙江省疾病预防控制中心

王黎荔　温州市疾病预防控制中心

方跃伟　舟山市疾病预防控制中心

申屠平平　金华市疾病预防控制中心

邢　超　绍兴市疾病预防控制中心

朱　冰　杭州市疾病预防控制中心

刘倩倩　温州市疾病预防控制中心

齐小娟　浙江省疾病预防控制中心

许娇娇　浙江省疾病预防控制中心

孙　亮　浙江省疾病预防控制中心

李　鹏　舟山市疾病预防控制中心

李　毅　温州市疾病预防控制中心

张　琰　宁波市疾病预防控制中心

张荷香　浙江省疾病预防控制中心

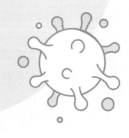

张道根　平湖市疾病预防控制中心

林　云　嘉兴市疾病预防控制中心

林　丹　温州市疾病预防控制中心

罗亚翠　台州市疾病预防控制中心

郑三燕　温州市疾病预防控制中心

赵士光　衢州市疾病预防控制中心

赵啸宇　嘉兴市疾病预防控制中心

柳金涛　丽水市疾病预防控制中心

姜　叶　台州市疾病预防控制中心

袁　瑞　湖州市疾病预防控制中心

倪承珠　台州市疾病预防控制中心

徐小民　浙江省疾病预防控制中心

陶　桃　丽水市疾病预防控制中心

黄　鹏　衢州市疾病预防控制中心

董　莹　宁波市疾病预防控制中心

蒋丹捷　宁波市疾病预防控制中心

蔡圆圆　温州市疾病预防控制中心

潘琼娇　温州市疾病预防控制中心

潘碧枢　台州市疾病预防控制中心

前　言

食源性疾病是导致发病和死亡的主要原因，是世界范围内的重大公共卫生问题。据世界卫生组织估计，全世界每年有6亿人因食用受污染的食物而患病，造成42万人死亡，损失3300万健康生命年。在低收入和中等收入国家，食物不安全造成的生产力损失和医疗费用损失每年高达1100亿美元。在我国，食源性疾病也造成了巨大的疾病负担。一项全国范围的急性肠胃炎调查估计，我国每年发生7.48亿例急性肠胃炎病例，其中有4.2亿次急性胃肠炎病例到医院就诊。

为了减少食源性疾病的发生，我国于2011年起建立了食源性疾病监测网络，对食源性疾病进行早期识别、监测和预警，并以此为基础广泛开展食品安全风险交流。食品安全风险交流，是指各利益相关方就食品安全风险、风险所涉及的因素和风险认知相互交换信息和意见的过程。我省高度重视食品安全风险交流工作，作为食品安全社会共享共治的重要组成力量，近年来，在省卫生健康委的统一部署下，全省各级疾控中心坚持科学客观、公开透明、及时有效、多方参与的原则，组织开展了大量丰富的食品安全风险交流工作，对于提升全省老百姓的食品安全素养、减少食源性疾病的发生发挥了应有作用，取得了丰硕的成果。

本书的内容主要为《食品安全风险交流工作技术指南》中提到的"科普宣教中的风险交流"，科普宣教的主要内容包括食品安全基本知识的宣传以及食品安全典型事件、案例、"热点"、谣言等的解读分析，针对的风险交流对象主要是社会公众和普通老百姓。本书共分为2章。第一章是食源性疾病概述，介绍了食源性疾病的概念、分类、发病特点、传播方式、危害和防控措施。第二章是科普文章，分为综合篇、真菌篇、有毒动植物篇、微生物篇和化学物质篇，通过一篇篇的科普文章介绍各种食品有害因素的危害和预防知识。本书收录的科普文章主要为通过官方微信开展的食源性疾病防治相关科普宣传内容，全省各地的作者们从不同角度、以多种方式撰写了丰富多彩的科普稿件，有从科普实验入手的，有从讲故事入手的，还有的作者采用了"微信群聊天模式"。为总结经验，持续大力开展内容丰富、群众喜闻乐见的科普宣传，我们收集、整理、汇总各地近年来撰写的有代表性的食源性疾病科普宣传内容，并汇编形成《食源性疾病科普文章汇编》供全省各地疾控中心交流使用。

由于学识水平和时间精力有限，本书难免有疏漏和错误之处，敬请读者谅解并给予批评指正。本书得到了各市疾控中心的大力支持，特此感谢。

编者

2023 年 4 月

目 录

第一章　食源性疾病概述　1

第一节　食源性疾病概念　3

第二节　食源性疾病的分类　4

第三节　食源性疾病发病特点及传播方式　6

第四节　食源性疾病的危害　10

第五节　食源性疾病防控措施　13

第二章　科普文章　19

第一节　综合篇　21

求围观，疾控推出《舌尖上的中国》姊妹篇——《舌尖上的安全》　21

五花八门的食品进入理化实验室，这是要做啥？——认识食品安全风险监测理化篇　27

炎炎夏季，疾控专家教你如何防范食源性疾病　33

痛心！多起中毒，1人身亡！市疾控中心紧急提醒：不要食用野菜和野生蘑菇！　36

新冠疫情期间，还能不能好好吃肉、吃海鲜？　40

食源性疾病高发季，四招让你安然度夏　44

隔夜菜能不能吃？会不会致癌？疾控实验告诉你！　48

夏日来临，警惕食源性疾病　55

小心！别让病菌进你的口　58

食品安全五大要点　63

食品安全问题高发季节，食源性疾病的这些"秘籍"，请收藏！　67

第二节　真菌篇　73

我省进入毒蘑菇中毒高发季节　专家提醒：路边的蘑菇你不要采！　73

"家有厨房"之路边的蘑菇不要采　78

听说丽水又有勇者以身试毒？　80

蘑菇中毒，让你笑不停　84

梅雨季节，小心这种致命的食物中毒　87

梅雨至，毒蘑菇又出来害人了　89

又有8人吃这个东西中毒了　92

扔掉？or 吃掉？　95

白伞灰伞才是要命的伞　99

孤勇者or菇勇者？　102

第三节　有毒动植物篇　105

地瓜籽有毒千万别乱吃　105

"八角"不止八个角？别吃，小心有毒！　107

赤潮来袭，慎食贝壳类海产品　109

又到河鲀产卵季，警惕野生河鲀鱼中毒！　111

长"眼睛"的土豆　114

苦味蒲瓜吃不得　116

别贪图那丝丝绿意，吃得安全才是正道　118

1个葫芦瓜，放倒3个人！衢州疾控提醒：这些"问题"蔬菜吃不得　122

警惕！别以为它就是一个普通的芋头！　125

又到一年踏青时，路边野菜莫要轻易采　128

野菜虽美味，食用需谨慎　131

注意！这种鱼吃了可能会中毒！　136

滴水观音能"招财"也能"闯祸"！　138

豆科植物种类多，加工不熟易中毒　140

轻则腹泻，重则致命！千万别碰这种食物……　142

第四节　微生物篇　145

海鲜好吃，但要防副溶血性弧菌　145

不可忽视婴儿配方奶粉中的隐形杀手——阪崎肠杆菌　147

黑木耳浸泡变身毒木耳，黑木耳却喊冤……　151

吃黑木耳进ICU？不该被"黑"的黑木耳　155

领导给你夹菜，吃不吃？　157

不容小视的微生物——沙门氏菌　161

警惕！厨房里的沙门氏菌！　163

您的食品安全吗？——盘点食品中那些看不见的危险分子　166

开海季——享受海鲜盛宴的同时，也要警惕副溶血性弧菌！　170

第五节　化学物质篇　172

哎！用过这种壶的"铅"万要小心　172

锡壶温酒，警惕铅中毒！　174

吃这种"盐"会中毒，严重者会死亡！　178

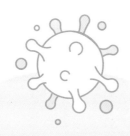

第 一 章

食源性疾病概述

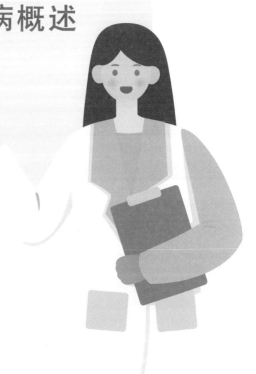

第一节　食源性疾病概念

一、食源性疾病定义

《中华人民共和国食品安全法》（以下简称《食品安全法》）规定：食源性疾病，指食品中致病因素进入人体引起的感染性、中毒性等疾病，包括食物中毒。因此，食源性疾病含有三个基本要素，即：食物本身并不致病，只是起到了携带和传播病原物质的媒介作用；食物中含有致病因子，并且该致病因子会引起食源性疾病；人体摄入食物中所含的致病因子可引起具有中毒性或感染性两种发病特点的各类临床症状。食源性疾病既包括传统意义上的食物中毒，也包括经食物传播的肠道传染病、食源性寄生虫病、人畜共患传染病。

二、食源性疾病与食物中毒

2009年第一版《食品安全法》将食物中毒定义为食用了被有毒有害物质污染的食物或者食用了含有毒有害物质的食品后出现的急性、亚急性疾病。GB 14938—94《食物中毒诊断标准及技术处理总则》（现已作废）将食物中毒定义为：摄入了含有生物性、化学性有毒有害物质的食品或者把有毒有害物质当作食品摄入后出现的非传染性（不属于传染病）的急性、亚急性疾病。"食物中毒"一词源于长期以来人们对食物引起的一类疾病的感性认识和经验总结，并当作预防医学和食品安全专业术语沿用至今。但病原学的研究表明，食物中的致病因子不仅可引起人的中毒性反应，也可引起机体的感染性症状，因此，"食物中毒"这一专业术语不能全面科学地反映食物中各种致病因子所致疾病的特征。1984年世界卫生组织用"食源性疾病"一词代替了历史上沿用至今的"食物中毒"。因此，食物中毒属食源性疾病范畴，是食源性疾病中最常见、最典型的疾病。

三、食源性疾病及与食物有关的其他健康危害

除上述定义的食源性疾病，与食物有关的健康危害还有：食品中可能含有或被污染的某些放射性物质或金属、玻璃等杂质，摄入后可引起放射性损伤或消化道机械性损伤，一些因食物营养不平衡所导致的高血压、高血脂、糖尿病等慢性疾病，一些因长期超剂量摄入食物中的有毒有害因子引起的致癌、致突变、致畸等慢性疾病，一些具有特异体质的人对某些食物或食物的正常成分产生的不同类型的非毒性反应（如食物过敏），一些因暴饮暴食引起的急性胃肠炎。因上述健康危害与食物有关，故国际上有人把这类疾病也归为食源性疾患的范畴，但因其性质不符合食源性疾病以中毒或感染为主要临床特征的特点，故均不属于本书讨论的食源性疾病范畴。

第二节　食源性疾病的分类

食源性疾病的分类方式较多，可根据引起发病的发病机制、致病因子、食物种类和临床症状等的不同进行分类。目前多按发病机制或致病因子进行分类。

一、按发病机制分类

按发病机制的不同，食源性疾病可分为食源性感染和食源性中毒。

（一）食源性感染

食源性感染指经食物摄入人体内的活的细菌、病毒或寄生虫所引起的一类感染性疾病。食源性感染有如下两种形式：

（1）经食物摄入人体内的活的细菌、病毒或寄生虫侵入并在消化道黏膜和（或）其他组织中成倍繁殖并直接损害周围组织，从而导致腹泻等食源性疾病常见的症状。有些致病性微生物也会通过血流扩散到身体的其他部位。

（2）经食物摄入人体内的活的细菌侵入人体肠道，在肠道内成倍繁殖并释放毒素（肠毒素）损害周围的组织或干扰正常器官或组织，属于毒素介导感染。因毒素是在人体内产生的，这一特征是毒素介导感染与中毒的区别点。病毒或寄生虫不会

引起毒素介导感染。产气荚膜梭菌是引起毒素介导感染的典型致病菌。

（二）食源性中毒

食源性中毒指摄入已受到某种毒物污染的食品所引起的一类中毒性疾病。污染食物的毒物主要有三种来源：一是细菌在食物上繁殖并产生毒素。病原体有金黄色葡萄球菌、蜡样芽孢杆菌等。二是有毒化学物质污染食品。化学毒物有亚硝酸盐、盐酸克伦特罗、农药、兽药等。三是动植物或真菌中天然存在的毒素。天然毒素有河豚毒素、海藻毒素、皂素、三硝基丙酸及蕈类毒素等。

对于细菌外毒素引起的食源性中毒，食物中一定会有产毒菌株污染，其在食物中生长繁殖并产生毒素。在有些情况下，食品被产毒菌株污染，但并未产生致病剂量的毒素，故在食品中检测出产毒菌株并不意味着一定会患该细菌毒素导致的食源性疾病。另外，假如某种食物中的产毒菌株已生长繁殖并产生毒素，即使目前该食品中的产毒菌株已灭活，因其所产生的毒素还存在，食用了被该毒素污染的食品后仍可引起发病。因此，在判定食源性中毒时，对食品中所含毒素的检测比致病菌的检测更有意义。如 WS/T 83《肉毒梭菌食物中毒诊断标准及处理原则》中规定，在可疑中毒食品或病人粪便、血液中检测出某种型别的肉毒毒素即可判定为肉毒梭菌食物中毒。但是毒素检测技术难度较大、费用也高，有些毒素目前尚无检测方法，因此，如在食品中检测出大量的产毒菌株，即可认为存在该致病菌产生毒素的关联性依据。如在 WS/T 82—1996《蜡样芽孢杆菌食物中毒诊断标准及处理原则》中规定，当可疑中毒食物中蜡样芽孢杆菌菌数大于 10^5/g，即可判定为蜡样芽孢杆菌毒素中毒。由此可见，并非在食品中检测出产毒菌株即可下结论，而是认为只有产毒菌株繁殖达到一定数量时，才能产生可引发疾病的毒素。

二、按致病因子分类

（一）细菌性食源性疾病

包括非伤寒沙门氏菌、伤寒与副伤寒沙门氏菌、副溶血性弧菌、金黄色葡萄球菌、蜡样芽孢杆菌、志贺氏菌、致病性大肠埃希氏菌、变形杆菌、产气荚膜梭菌、小肠结肠炎耶尔森氏菌、空肠弯曲菌、单核细胞增生李斯特氏菌、肉毒梭菌、布鲁氏菌、霍乱弧菌、创伤弧菌、嗜水气单胞菌、溶血性链球菌、肠球菌、河弧菌、克罗诺杆菌、椰毒假单胞菌酵米面亚种（米酵菌酸）等。

（二）食源性病毒感染

包括诺如病毒、甲型肝炎病毒、戊型肝炎病毒、轮状病毒、脊髓灰质炎病毒、星状病毒、肠道腺病毒等。

（三）食源性寄生虫感染

包括华支睾吸虫、并殖吸虫、片形吸虫、姜片吸虫、旋毛虫、广州管圆线虫、猪带绦虫和囊尾蚴、牛带绦虫、曼氏裂头蚴、隐孢子虫、贾第鞭毛虫、溶组织内阿米巴、弓形虫、异尖线虫、棘颚口线虫等。

（四）食源性化学物中毒

包括亚硝酸盐、盐酸克伦特罗、甲醇、有机磷、锑类杀虫剂、氨基甲酸酯类杀虫剂、抗凝血类杀鼠剂（溴敌隆、杀鼠灵、杀鼠醚、杀它仗以及敌鼠、氯敌鼠、杀鼠酮等）、致痉挛杀鼠剂（毒鼠强、氟乙酰胺、氟乙酸钠、毒鼠硅、甘氟等）、磷的无机化合物、有机汞、有机锡、砷的化合物、铅的化合物等。

（五）食源性真菌毒素中毒

包括蕈类毒素、霉菌毒素（节菱孢霉、赤霉病麦、霉变谷物中的呕吐毒素、黄曲霉毒素等）。

（六）动物性毒素中毒

包括雪卡毒素、贝类毒素、组胺、河豚毒素、维生素A（动物肝脏）等。

（七）植物性毒素中毒

包括植物血凝素（豆类中毒）、木藜芦毒素（蜂蜜中毒）、龙葵碱（发芽的马铃薯）、秋水仙碱（鲜黄花菜）、氰甙（苦杏仁、木薯、桃仁）、曼陀罗、桐油、大麻油、乌头、钩吻、雷公藤、马桑、毒麦等。

第三节　食源性疾病发病特点及传播方式

一、食源性疾病发病特点

（一）潜伏期、体征、症状和病程

潜伏期即从开始暴露于致病因子中到出现症状的时间，是以早期发作的前驱症状（例如，一般感觉不适）为基础进行计算的。以潜伏期、体征、症状和病程为基础来识别可能的致病因子时，应首先考虑区分疑似食源性疾病是属于食源性感染还是食源性中毒。

1. 食源性中毒的发病特点

有毒化学物质或存在于动植物中的毒素，以及细菌及真菌产生的毒素引发的中毒性疾病比感染性疾病发病更迅速，无须经过病原体在体内生长和入侵肠道内膜的过程就可直接作用而导致发病，其潜伏期经常是几分钟或几小时。如蜡样芽孢杆菌致吐毒素中毒的潜伏期为0.5～5小时，神经性贝类毒素的最短潜伏期为2～5分钟。

中毒症状和体征通常取决于摄入毒物的种类，食源性中毒通常会出现呕吐症状。其他可能的症状包括恶心和腹泻，感觉和运动功能受到干扰，如视觉重影、虚弱、呼吸衰竭、麻木、脸刺痛和定向障碍等。发热症状较少见。因此，在鉴别食源性疾病病因时，是否发热是一项重要诊断参考指标。

2. 食源性感染的发病特点

致病微生物在人体内的生长、造成组织损伤、毒素产生和释放需要时间，故感染性疾病的潜伏期与只需几分钟或几小时的中毒性疾病的潜伏期相比，往往较长。如副溶血性弧菌胃肠炎，潜伏期为4～90小时（平均17小时）。

常见的感染症状通常包括腹泻、恶心、呕吐和腹部绞痛，也会出现发热和/或白细胞计数升高等情况。如：霍乱弧菌可在肠道内繁殖并释放霍乱毒素（CT），CT进入肠道上皮细胞后，使肠壁细胞大量分泌水分和电解质，导致人体脱水及电解质紊乱。志贺氏菌则是通过黏附并侵入结肠的肠道黏膜上皮细胞，在细胞内繁殖并向周边上皮细胞扩散，导致组织破坏。

如果感染的病原体或其产生的毒素，从肠道进入血液，其他器官如肝、脾、胆囊、骨骼和脑膜就会受到影响，从而导致病程延长、病情加重，并使感染器官出现相应症状。如甲肝病毒最初主要感染肠道细胞，但随后扩散到肝细胞，故肝脏损害为甲型肝炎的典型症状。

（二）发病形式

1. 食源性疾病暴发

世界卫生组织对食源性疾病暴发的定义有多种：①两个或两个以上的人在食用同一种食物后患上类似的疾病；②某种疾病的观察病例数超过预期病例数。《食源性疾病监测报告工作规范（试行）》中对食源性疾病暴发的定义是：2例及以上具有类似临床表现，经流行病学调查确认有共同食品暴露史，且发病与食品有关的食源性疾病病例。

2. 食源性疾病散发

食源性疾病散发性主要反映为各病例间在发病时间和地点上无明显联系。化学性和某些有毒动植物性食源性疾病多以散发病例出现，如毒蕈中毒、河豚鱼中毒、有机磷中毒等。

（三）地域性

食源性疾病的地域性主要反映为某些食源性疾病常发生于某一地区或某一人群。例如，肉毒杆菌中毒在中国以新疆、甘肃地区多见；副溶血性弧菌食源性疾病主要发生在沿海地区，如在浙江省最为常见；霉变甘蔗中毒多发生在北方地区；牛带绦虫病主要发生于有生食或半生食牛肉习俗的地区。

（四）季节性

某些疾病在一定季节内发病率升高。例如，细菌性食源性疾病一年四季均可发生，但以夏秋季发病率最高；浙江省毒蘑菇中毒主要发生在6～10月，诺如病毒暴发主要集中在凉爽的季节（10月至次年4月）；鲜黄花菜中毒易发生在春夏黄花菜的生长季节；霉变甘蔗中毒主要发生在2～5月。

（五）高危人群

儿童、老年人、孕妇或哺乳期妇女等体质较差者，患食源性疾病可造成严重危害。免疫缺陷者是食源性疾病的高危人群（或称暴露人群），与食源性疾病致病因子密切接触者也是食源性疾病的高危人群。儿童因处于生长发育时期，营养物质的需求相对较成人多，消化系统的负担较重，但功能尚未发育完善，另外儿童消化功能以外的疾病也会影响消化道功能，如感冒、肺炎和其他传染病，均容易影响儿童消化功能，导致食欲下降、呕吐或腹泻。有时，这些表现在原发病痊愈一段时间后才能恢复。儿童免疫系统尚未发育完全，按体重计，较低感染量即可受到感染。

从50岁开始，人体的免疫系统开始退化，人体器官功能减退并受慢性疾病的影响而身体日渐退化，尤其是消化吸收、代谢功能、排泄功能及循环功能减退。另外，随着年龄的增长，免疫器官退化，正常的免疫功能减弱，故老年人容易受到细菌、病毒和其他病原体的感染。

孕妇在怀孕期间免疫水平下降。病人由于其他基础性疾病或损伤，机体免疫系统较脆弱，或存在暴露于耐药菌株的危险。继发感染的病人处于免疫系统的过敏和衰竭状态，服用抗生素可导致人体正常肠道微生物状态的改变。肠道外科切除手术病人，正常的抗感染能力减弱。肝功能不全，消化能力减退，血铁浓度改变，免疫功能受损的个体，包括化疗或放疗的病人，使用免疫抑制剂接受器官移植的受体，白血病病人、AIDS 病人等罹患其他疾病的患者，感染食源性疾病的危险性与严重程度均会提高。

精神紧张，体内代谢改变，易引起病原体侵入，较低剂量毒素即可引起疾病。个人卫生差，经口摄入病原体的可能性增大。食用含病原体的高脂食品，脂肪可以保护病原体不被胃酸杀灭。

二、食源性疾病传播方式

许多通过食物引起疾病的致病因子也可通过其他途径，如水、人际接触等进行传播。例如，估计只有 20% 的志贺氏菌、10% 的隐孢子虫及 40% 的诺如病毒感染是由食源性传播引起的。

（一）食物传播

以下特点提示，致病因子可能通过食物进行传播：

（1）不同个体一同用餐，并且发病时间与用餐时间相吻合；

（2）不同个体有共同的人口学特征（如：年龄组、性别和种族）或者共同的食品偏好；

（3）不同个体的地理分布与某种食物的地理分布类似。

（二）水传播

以下特点提示，致病因子可能通过公共饮用水进行传播：

（1）疾病传播范围广，同时所有性别、年龄组别都容易感染；

（2）病例地理分布与公共水源分布相符，但与食品的地理分布不一致（例如局限于城市居民）；

（3）在母乳喂养的婴儿，以及只喝瓶装饮用水或开水的人中没有出现病例；

（4）饮水量大的人群发病率也增加，存在剂量效应；

（5）在受影响的社区同时出现对水质的投诉。

（三）人际传播

以下特点提示，致病因子可能通过人际传播：

（1）病例在集体单位中聚集出现，如家庭、学校（学校里的班级）或寝室；

（2）病例一拨一拨地出现，两拨病例出现的时间间隔约为致病因子的一个平均潜伏期。

三、我国食源性疾病报告系统

2010年以前，中国的食源性疾病监测模式以被动报告为主，由卫生行政部门对食物中毒事件和传染病疫情实施报告制度。一是对39种传染病实施法定报告制度，其中涉及霍乱、痢疾、病毒性肝炎等几种食源性传染病。二是对中毒人数超过30人或死亡1人及以上，事故发生在学校、重大活动期间的，实施紧急报告制度并进入突发公共卫生事件网络直报系统，对不构成紧急报告条件的事件，调查结束后以报告卡的形式报告。

2011年开始，食源性疾病监测工作被正式纳入国家食品安全风险监测计划，建立了食源性疾病暴发监测系统，在加强暴发报告工作的基础上，开展食源性疾病主动监测。原卫生计生委相继组织开展了基于哨点医院的食源性疾病主动监测和基于社区人群的食源性疾病负担本底调查。

第四节　食源性疾病的危害

一、食源性疾病发生的影响因素及发展趋势

食源性疾病不仅仅是日益严重的全球性公共卫生问题之一，也是头号食品安全问题。食源性疾病不断增加的原因十分复杂，但都与经济快速发展有关，成因和发病形式更为复杂。

（一）食品生产模式的改变

食品生产的工业化导致动物饲养和农业生产的集中化，这些都增加了食品污染和疾病传播的机会。农业加工和包装方面的变化可能会助长细菌污染或增殖；抗生素作为牲畜家禽的生长促进剂而常规地大量使用，导致耐药菌引起的人类感染病例增加；食物配送范围的不断扩大导致食源性疾病暴发涉及更庞大的人群、多个地区甚至国家。交通、物流的发达，促进人员流动、食品生产与销售的全球化，可引起食源性疾病的跨国传播。

（二）饮食模式的改变

饮食模式与食源性疾病关系密切。由于生活水平的提高，人们在外就餐、聚餐的机会增加。由于生活节奏的加快，消费者对快餐盒饭的需求也增加。餐饮业食品安全管理水平不高，存在一定的食源性疾病暴发隐患。另外，对生鲜食品，如生食、半生食贝类鱼类的偏爱，也易导致疾病的发生。近年来，人们的膳食中水果蔬菜的比例增加，但许多新鲜水果蔬菜带有致病菌，生食有一定风险。

（三）环境因素的变化

无论是直接的土壤污染，还是大气、地表水和地下水污染，环境中某些污染物最终都能通过食物链在生物体间迁移并在生物体内逐级蓄积，使高位营养级生物体内污染物浓度达到危害人类健康的程度，影响人类健康，造成食源性疾患。环境污染因素遍布世界各个地方，日本熊本县水俣镇一家氮肥公司排放的废水中含有汞，这些废水排入海湾后经过某些生物的转化，形成甲基汞，发生了经过食物链使人中毒的水俣病事件，导致 1004 人死亡。农用化学物质的使用增加导致农药兽药残留，工业废弃物的排放增加导致食用农产品重金属超标，有毒化学物质通过食物进入人体而损害人类健康，降低人体对疾病的抵抗力。另外，气候变暖、食品加工和消费地区的生物性污染，可明显增加患食源性疾病的风险。

（四）人口组成的变化

人口增长，大量农村人口向城市地区迁移，低收入群体甚至无正常收入群体向城市聚集，导致城市人口拥挤，密度不断上升，居住条件变差，增加了食源性疾病传播的机会。人口老龄化加快，也使易感人群扩大。

（五）社会经济影响

贫穷是引起疾病的主要原因，贫穷导致生产设备简陋、卫生意识淡薄、食品安全管理措施难以实施，故食源性疾病在发展中国家较发达国家更为严重。在一些发展中国家，食源性疾病甚至是导致人死亡的主要原因。不同的群体患食源性疾病的影响因素不同。对欠发达地区的农村群体，多数人的食物供应为自产自销自食为主，患食源性疾病的主要原因包括饮用非饮用水、食品加工方式不当、家庭卫生习惯不良，特别是不恰当的食品处理习惯以及生熟不分等不安全的贮存习惯。对城市低收入群体，患食源性疾病的主要原因有：购买了以次充好、以假充真、家庭及流动摊贩、小作坊、小食杂店、小吃店等的不卫生食品及家庭饮食习惯不良等。

（六）人为因素

动植物食品在种植养殖、加工、包装、运输、贮存、销售等环节若防范不当或非法操作都易受到污染。农业、养殖业在生产过程中过量或非法使用化肥、农药及兽药等都会使其在食物中的残留含量超标，导致引发中毒的风险增高。生产中过量使用、滥用添加剂或非法添加物，生产工艺流程未能严格执行标准或杀菌不全，生产储存运输过程不当引起腐败，新原料、新技术、新工艺应用带来的食品安全问题等，这些都是增加食源性疾病危险的因素。

二、食源性疾病的危害

食源性疾病的危害主要反映在两个方面。一是对人体健康、生命的危害，可直接导致患者死亡。二是经济损失。食源性疾病导致的经济损失，包括消耗的医疗资源等直接经济损失以及误工误学、劳动力丧失导致的间接经济损失。

（一）对人体健康、生命的危害

根据世界卫生组织的估计，每年全世界有6亿人（几乎每10人中就有1人）因食用受污染的食品而患病，并有42万人死亡。5岁以下儿童占据了40%的食源性疾病死亡比例，每年发生12.5万例死亡。如：出血性大肠杆菌引起的急性溶血性尿毒综合征，阪崎肠杆菌引起的婴幼儿脑膜炎，单增李斯特菌引起的孕妇流产，等等。腹泻病是受污染食品引起的最常见疾病，每年导致5.5亿人患病，23万人死亡。仅就发病和死亡人数来讲，食源性疾病是其他食品危害所不能比的。

同样，在我国食品安全的最大威胁是致病微生物引起的食源性疾病。近年来，我国也开展了急性胃肠炎和食源性疾病负担状况研究，这项研究为期一年，由国家食品安全风险评估中心联合上海、江苏、浙江、江西、广西、四川六地的疾病预防控制中心共同完成。研究结果表明：2010～2011年，全国约有7.48亿人次发生急性胃肠炎，4.2亿人次因病就诊。其中可能有约1/3由食物引起，也就是说，每年全国吃出急性胃肠炎的就有2亿多人。仅急性胃肠炎一项，共造成全国损失1.7亿工作日，消耗的医疗资源与社会资源更是难以估计。

（二）经济损失

食源性疾病导致的经济损失，一方面反映在消耗的医疗资源以及因疾病导致的误工误学、劳动力丧失而引起的经济损失上；另一方面还反映在影响国际贸易和食品企业的生存与发展上。随着农业和食品加工业一体化与国际贸易进一步发展，全球食品流通加快，食品安全也是一个重要的涉及整个国家经济利益的国际经贸的问题。食品安全是国与国进行食品贸易的重要条件，也是引起贸易纠纷的重要原因。如新西兰奶粉检出肉毒杆菌，造成奶粉销量大减。食品安全也是食品企业的生命。2008年三鹿乳业集团生产的奶粉含三聚氰胺成分导致众多婴幼儿患上尿路结石事件，成了一起超越国界的极具影响力的社会事件，董事长等相关责任人被判刑。"三鹿奶粉事件"的主角石家庄三鹿集团股份有限公司破产，作为我国乳品行业的龙头，其引发了中国食品安全史上负面影响最大的事件。该事件导致消费者对国产乳制品信心急剧下降，洋奶粉大规模进入中国市场。

第五节　食源性疾病防控措施

一、引起食源性疾病发生的高危因素

引起食源性疾病发生的高危因素与致病因子在食物中的污染情况、病原物质的存活情况以及增殖情况这三方面的因素有关。

（一）引起食品污染的原因

1. 原料微生物污染

禽、猪、牛肉等生肉类常常在畜禽养殖期间受到沙门氏菌、金黄色葡萄球菌及其肠毒素、空肠弯曲菌、产气荚膜梭菌、小肠耶尔森氏菌、大肠杆菌O157等病原菌污染。鱼、贝等海产品类常带有副溶血性弧菌、霍乱弧菌，鸡蛋可带有沙门氏菌，大米等谷物类易带有蜡样芽孢杆菌。调料等草本植物类易被产气荚膜梭菌污染。

2. 交叉污染

食品加工人员用不洁的手触摸食品，用不洁的食品容器盛装食品，抹布、刀具、砧板等加工设备不洁，或存放场所不洁，或使用已污染的水，均可导致食品被病原体污染。

3. 病原携带者

携带某种食源性病原体的人员称为病原携带者。病原携带者可以有发病症状，也可以不出现任何症状。可通过食品加工导致食品污染的病原携带者有：患有化脓性皮肤病或鼻咽部携带金黄色葡萄球菌者，肠道志贺氏菌、沙门氏菌携带者，甲肝、戊肝病原携带者，感染诺如病毒者，等等。一般来说，不出现任何症状的病原携带者从事食品加工活动，具有较大的风险，主要分为以下几种：

（1）处在感染性疾病潜伏期的病人。潜伏期的病人在发病前可以排出病原体，如甲肝病人在出现典型临床症状前2周内就可以从粪便中排出甲肝病毒。

（2）健康带菌者。有些人食用被病原菌污染的食品后，并未出现明显的发病症状，而处于亚临床症状或轻度感染，这种情况被称为健康带菌者。健康带菌者可以在无知觉中排出病原体而传播给其他人。

（3）处在感染性疾病恢复期的病人。有些食源性疾病患者在症状消失后48小时内仍然可以从粪便中排出病原体，如各种肠道病毒、志贺氏菌、沙门氏菌等病原体。

4. 不安全食品原料

不安全的食品原料，如毒蘑菇、野生河豚鱼、未烧熟的四季豆等有毒动植物体内含有毒素。

5. 食品化学性污染

（1）种养殖环节污染。动植物在生长繁殖期被有毒物污染，如：蔬菜种植过程中违法使用甲胺磷，生猪饲养过程中在饲料中违法添加盐酸克伦特罗导致食品原料污染。

（2）误食。因疏忽、事故、储存不当而将有毒物误以为食品配料，如：将亚硝酸盐当食盐使用，将工业用酒精当食用酒。

（3）滥用添加剂。超剂量、超范围使用食品添加剂或非法添加化学物质，如：在肉制品加工过程中超剂量使用亚硝酸盐。

（4）食品储存不当。用有毒或被有毒物污染的容器盛装食品，如用含铅的锡壶长时间盛酒，锡壶中的铅溶入酒中，导致饮酒者铅中毒。

（二）引起致病因素残存的原因

将食物加热至中心温度70℃并维持数秒钟，可灭活繁殖体的细菌。食物在烹饪过程中加热的时间不足或温度不当，或剩余饭菜回锅加热不彻底，均可导致致病菌、病毒及寄生虫残存。

（三）影响微生物增殖的因素

1. 微生物增殖的条件

（1）食物营养成分。大多数细菌易在高蛋白或碳水化合物的食物中繁殖，例如肉、禽、蛋、水产、奶制品等动物性食品，以及米饭、豆制品等。

（2）食品酸度。大多数细菌喜欢中性环境（pH值为7.0），但在pH值4.6～9.0

的环境中也能生长。因大多数食物的 pH 值小于 7.0，所以在食品安全领域将有害菌生长的 pH 值定为 4.6～7.0。当食物本身 pH 值就在这个范围时，食品中的致病菌很容易生长，肉、禽、蛋、奶、米饭均属于这类食物。很酸的食物（pH＜4.6）不适宜致病菌生长，如柠檬、酸橙一般不会有致病菌生长。

（3）食物的水分。水分是细菌生长的重要因素，因此自古以来人们用干制食物作为储存食物的方法之一。影响细菌生长的重要因素并非食物含水量的百分数，而是"可利用水"的数量或保存细菌活力所能利用的水，以水分活度（aw）来表示。水分活度是指那些没有与食物结合，因而能被细菌生长所利用的水的含量。致病菌只能在水分活度高于 0.85 时生长。一些食物通过将水分活度降至 0.85 以下来保存。干燥食物或者加盐或糖都能降低可利用水的含量。肉、禽、蛋、水产、奶制品、米饭、面食及切开的瓜果蔬菜等的水分活度均大于 0.85。面粉、干的大米及面食、果酱的水分活度在 0.85 以下。

（4）潜在危险性食物。适宜的食物种类是细菌生长必要的条件，有些食物特别适合微生物的繁殖，这类食物被称为"潜在危险性食物"，也可称"易腐食品"。潜在危险性食物通常含有较高的蛋白质或碳水化合物、pH 值大于 4.6、水分活度高于 0.85，例如肉、禽、蛋、水产品、奶制品、米饭以及烹饪后的植物性食物等。

（5）温度 / 时间。不同细菌生长温度不相同。根据细菌生长温度的不同，可分三大类：

嗜冷菌：生长的温度在 0～21℃，大多数嗜冷菌是腐败菌。

嗜温菌：适宜的生长温度 21～43℃。大多数引起疾病的细菌属于嗜温性，能在 5～57℃ 的范围内生长，这就是所谓的"危险温度带"。一些致病菌，如单核细胞增生李斯特氏菌属，虽能在低于 5℃ 的环境中生长，但繁殖速度非常缓慢。

嗜热菌：能在 43℃ 以上良好生长，所有嗜热菌均为腐败菌。

时间和温度是影响食物中细菌生长的最关键因素。在适宜的条件下，一个细菌在 5 小时内可繁殖出 100 万个细菌（表 1-1）。因为细菌有快速繁殖的能力，产生大量致病菌不需要很长时间。餐饮服务行业的一条经验法则是在 5～57℃ 的条件下，细菌大约经过 4 小时的增长就可达到足以致病的数量。

表 1-1 细菌繁殖速度

时间	0	15分钟	30分钟	60分钟	3小时	5小时
细菌数量	1	2	4	16	>1000	>1000000

2. 引起微生物增殖的原因

（1）烧熟的食物在室温下放置时间过长。

（2）食物冷却方法不当，如放置在大容器中的食品温度难以降至5℃以下。

（3）食物保温不当，食物采用保温储存时的温度过低（＜57℃）。

（4）食品发酵不充分或过慢，以致酸度过低（pH ＞ 4.6）。

（5）腌制食品的食盐浓度低或腌制时间短，以致水分活度高（aw ＞ 0.85）。

二、食源性疾病防控措施

世界卫生组织推荐的食品安全五大要点，即保持清洁、生熟分开、烧熟煮透、保持食物的安全温度、使用安全的水和原材料，是预防食源性疾病最有效的措施。

（一）保持清洁

用洗涤液和温暖的流动水充分洗手并干燥，是预防微生物性食源性疾病的重要措施。因此，餐前便后要洗手，做饭的过程中也要洗手，洗净双手再下厨。厨房用具应保持清洁，清洗和消毒用于准备食品的所有场所和设备餐具。厨房和储存食品的场所要注意防止苍蝇、蟑螂、老鼠等虫害滋生，家里养的宠物也尽量不要让它们进厨房。

（二）生熟分开

在加工、储存食品时，生的肉、禽和海产食品要与其他食物分开。应使用两套器皿、刀具、砧板等分别处理生、熟食品。熟食指切完了直接吃的，比如拌黄瓜、酱牛肉。生食是指切完了还要经过加热的。生熟分开就是要避免生食上可能携带的细菌染到熟食上，引发疾病。分开不仅仅是指生、熟食不要接触，更重要的是所用的砧板、刀具、器皿等也应当分开，以避免混用导致交互污染。冷藏食品时，应将熟食放入保鲜盒内并放冰箱上层。

（三）烧熟煮透

适当的烹调可杀死致病菌、病毒、寄生虫，肉、禽、蛋和海产品应完全煮熟，肉类和禽类的汁水要煮至变清，而不能是淡红色的，确保食物中心温度达到70℃。隔餐饭菜再度食用前也应彻底加热。烧熟煮透的一般原则是煮开10～15分钟，如果是大块肉，比如整鸡，时间还需要长一点。不宜贪吃生鲜动物性食品，尤其某些暴露于食源性疾病后，易发生严重疾病和严重后果的人群，如免疫功能缺陷者、基础性肝病患者、孕妇等危险人群，应避免生食海产品。

（四）保持食物的安全温度

易腐熟食在室温下不得存放2小时以上。所有熟食、卤味、酸奶、巴氏杀菌乳、凉拌菜及剩饭菜等易腐食品，应及时冷藏（5℃以下）。虽然低温可抑制微生物生长，但毕竟冰箱不是保险箱，仍然有些嗜冷菌可在冷藏的温度下繁殖，常见的如单核细胞增生李斯特氏菌。因此，熟食在冰箱内不宜久放，再次食用时仍需彻底加热。如熟食采用保温的方式储存，应在食用前保持温度在60℃以上。

（五）使用安全的水和原材料

不要购买无合法资质的食品摊贩销售的食品。饮用水要符合卫生要求。蔬菜、瓜果要新鲜，不得食用腐败变质、超保质期、感官异常等不符合食品安全标准要求的食品。

参考文献：

［1］KEITH A. LAMPEL PH. D，SUFIAN AL-KHALDI PH. D，SUSAN MARY CAHILL B S. 食源性病原微生物和天然毒素相关疾病防控手册 [M]. 周祖木，主译. 北京：人民卫生出版社，2016.

［2］食源性疾病暴发应对指南 [M]. 杨杏芬，吴蜀豫，主译. 北京：人民卫生出版社，2011.

［3］金培刚，丁刚强，顾振华，等. 食源性疾病防制与应急处置 [M]. 上海：复旦大学出版社，2010.

［4］黄琼，郭云昌. 食源性疾病防治知识：医务人员读本 [M]. 北京：人民卫生出版社，2014.

［5］任筑山，陈君石. 中国的食品安全过去、现在与未来 [M]. 北京：中国科学技术出版社，2016.

［6］食品安全与卫生基础 [M]. 吴永宁，张磊，李志军，译. 北京：化学工业出版社，2006.

［7］孙亮，陈莉莉，廖宁波，等.2006 年—2017 年浙江省食源性疾病暴发监测资料分析 [J]. 中国卫生检验杂志，2019，29(15)：1874-1877.

［8］卫生部卫生应急办公室. 突发中毒事件卫生应急预案及技术方案 2011 版 [M]. 北京：人民卫生出版社，2011.

孙亮　章荣华　王绩凯

（浙江省疾病预防控制中心）

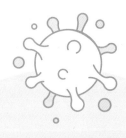

第 二 章

科普文章

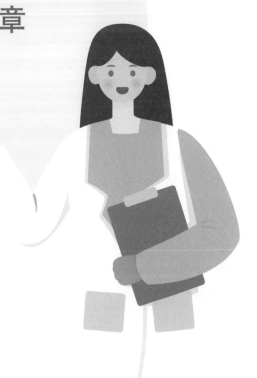

第一节　综合篇

求围观，疾控推出《舌尖上的中国》姊妹篇——《舌尖上的安全》

湖州市疾病预防控制中心　袁瑞　2018-03-06

近日，《舌尖上的中国（第三季）》赚足了眼球，把中国饮食又带火了一把。食物是人类获取营养、赖以生存和发展的物质基础，饮食安全尤为重要。今天小编就来分享一篇《舌尖上的安全》，从选材、存储、烹饪三个方面，教大家如何确保食物的安全、卫生。

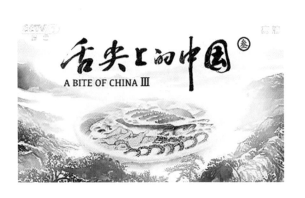

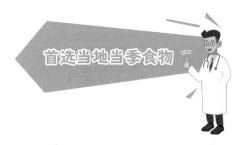

选择当地当季食物，可以缩短食物运输里程，减少污染机会，保证食物新鲜、卫生。

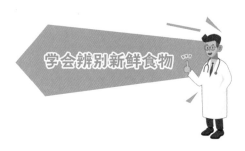

学会辨别新鲜食物

食物是否新鲜，可通过看、触、闻等方法了解食物的外观、色泽、气味等感官指标，加以辨别。以下是几种食物选择的对比：

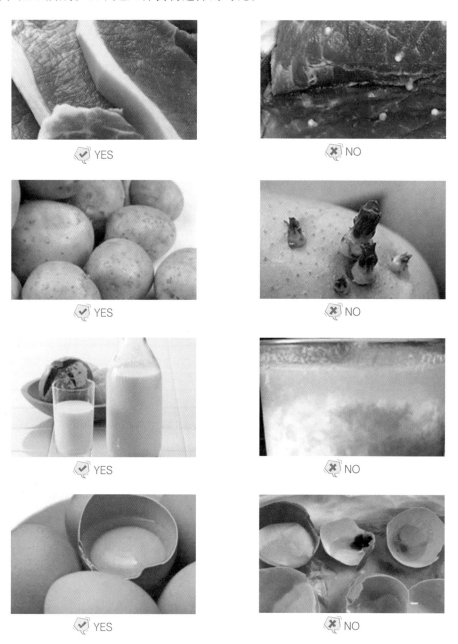

关于鸡蛋，再多说一些：

➡ 购买鸡蛋要看标签上的时间，一周内的鸡蛋，状态最好。

➡ 室温下的一天，相当于一个鸡蛋在冰箱一周内的时间，所以鸡蛋要冷藏。

➡ 新鲜鸡蛋的蛋黄成形且蛋黄高，稠蛋白多，稀蛋白少。

小贴士

无论是清洗还是消毒，都不能将食物变质后产生的有害物质完全消除，例如腐烂白菜中的亚硝酸盐等。因此，**一旦发现食物腐败变质，应予丢弃。**

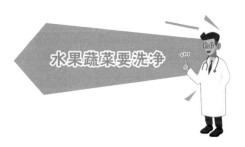

清洗水果和蔬菜是清除其表面上的污物、微生物的基本方法，对去除农药残留也有一定的效果，尤其是生吃水果、蔬菜时，更需要清洗。

水洗是最常用的方法，一般先浸泡后冲洗，浸泡时间不少于10分钟，再用清水冲洗即可。

洗涤剂和消毒剂也可选用，需按照说明书上要求的浓度和时间正确使用。

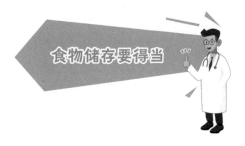

食物合理储存的主要目的是保持食物新鲜，避免污染。对于不同的食物应有相应的储藏方式。

· 粮食、干果类食品储藏原则 ·

低温、避光、通风、干燥。例如，袋装米面可在取后将袋口扎紧，并存放在阴凉干燥处。经常采取的措施是防尘、防蝇、防鼠、防虫及防止霉变。

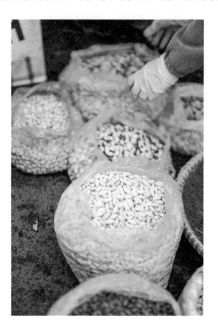

· 肉类、水产品、水果、蔬菜、奶制品及豆制品储藏原则 ·

根据食物特性和标明的储存条件存放，并在一定期限内吃完，避免食物不新鲜或变质。例如，肉类可以切成小块分别装袋后放入冰箱冷冻室，食用时取出一袋即可。

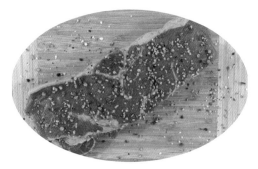

当然，冰箱并非保险箱。

一般低温储藏分为冷藏和冷冻。冰箱的常用冷藏温度是4～8℃，冷冻温度为-23～-12℃。4～60℃是食物容易发生变质的危险温度范围，应尽可能减少食物在此温度范围的时间。

冷藏或冷冻食物只可以减慢细菌的生长速度，但部分微生物仍能生长。因此，并非将食物放入冰箱便能一劳永逸。

小贴士

☑ 冰箱不要塞太满，冷空气需要足够的循环空间来保证制冷效果。

☑ 生熟食物别混放，熟食在上，生食在下。

☑ 剩饭菜在冰箱中存放后尽快吃完，重复加热不能超过一次。

☑ 定期检查冰箱，发现食物有变质迹象要马上清除。

☑ 定期清洗冰箱，擦洗冰箱内壁及各个角落。

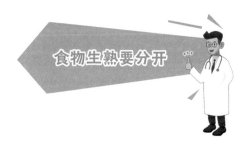

食物生熟要分开

在食物清洗、切配、储藏的整个过程中，生熟都应分开。

处理生食物应使用专用工具，菜刀、砧板、容器均应生熟分开。包括洗菜盆、肉类盆也应分开，避免可能的交叉污染。

在冰箱存放生熟食品时，应分格摆放；直接可食用的熟肉、火腿肠、即食的凉菜等应严格与生食分开，并每样独立包装。

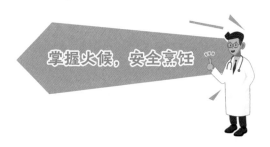

掌握火候，安全烹饪

适当温度的烹饪可以杀死几乎所有的致病性微生物。研究表明，**烹饪食物达到70℃或以上，有助于确保安全食用**。因此，在对食物安全状况没有确切把握的情况下，彻底煮熟食物是保证饮食安全的一个有效手段。

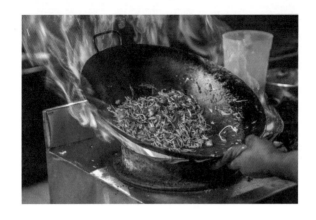

一般家庭在烹饪时，应该彻底煮熟食物直到滚烫，然后进行查看：

 对于肉类和家禽，应确保汤汁是清的，而不是呈淡红色，已煮熟的肉切开时，不应该带血丝；

 对于蛋类，应确保蛋黄已经凝固；

 烹煮海鲜或炖汤、炖菜时，要把食物煮至沸腾，并持续煮沸至少一分钟。

· 关键措施 ·

 掌握时间，确保食物煮熟。

 用专用食物温度计检查中心温度是否达到70℃以上。确保食物温度计不接触骨头或容器的内侧；为了避免生熟食物的交叉污染，每次用完温度计后一定要经过清洁和消毒。

 二次加热要热透。

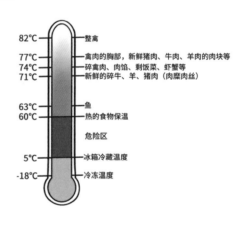

82℃	整禽
77℃	禽肉的胸部，新鲜猪肉、牛肉、羊肉的肉块等
74℃	碎禽肉、肉馅、剩饭菜、虾蟹等
71℃	新鲜的碎牛、羊、猪肉（肉糜肉丝）
63℃	鱼
60℃	热的食物保温
	危险区
5℃	冰箱冷藏温度
-18℃	冷冻温度

温馨提示

只有保障食物的安全，才能更好地从食物中获得营养，促进健康。

五花八门的食品进入理化实验室，这是要做啥？——认识食品安全风险监测理化篇

温州市疾病预防控制中心 郑三燕 2018-05-31

温州市疾控中心理化检验科自2005年起参加国家食品污染物监测网的检测工作，积累了十多年的食品检验经验，人员与设备储备雄厚。每年完成上千份样品的检验任务，上报数万条数据，年度任务完成率超过100%。但是关于这些检测数据是怎么来的，普通大众心里充满无限遐想。本文带领大家走进理化实验室，解开其神秘的面纱。

首先，营养与卫生所按照国家食品安全风险监测的年度计划，从本市各个县区的超市、菜场以及流动摊位等场所采集符合规定的食品样品，及时送达实验室。样本最初的状态是这样的：

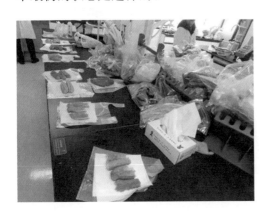
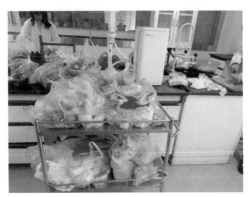

然后实验室人员根据样品的不同状态以及检测项目的需求，对样品进行最初的均质混匀。例如水质、液体或是粉末等均一性样品可直接取样，固体样品则需要切块混匀后取样。根据检测项目的不同，取食物不同部位进行取样分析，例如剥皮去骨、去肥留瘦都是家常便饭。洗、剥、剁、切、绞，各位汉子、女汉子瞬间变身厨房小能手，使出十八般武艺，各显身手。看他们的精彩瞬间：

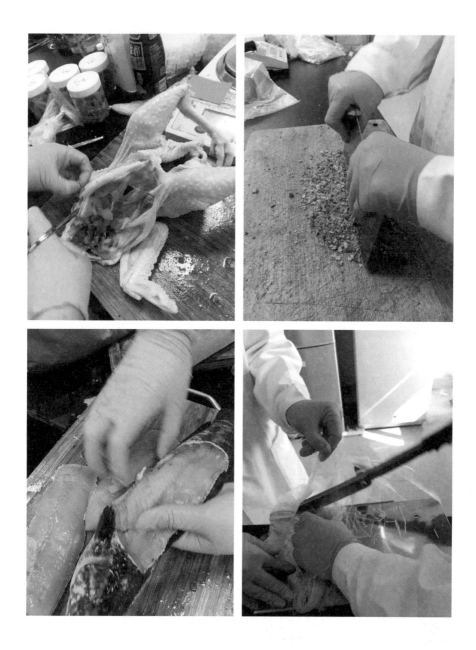

实验人员对经过初步均质混匀的样品进行取样、加液、匀浆、震荡、离心、取液、氮吹、旋蒸、净化、定容等操作后，可以有效地除去样品中的杂质，纯化和浓缩目标检测物质。

以上都是样品前处理环节，它是整个分析过程中最初始也是至关重要的一个环节，它要求取样具有代表性、均一性以及防污染，这些都需要工作人员丰富的实验经验以及谨慎的操作。

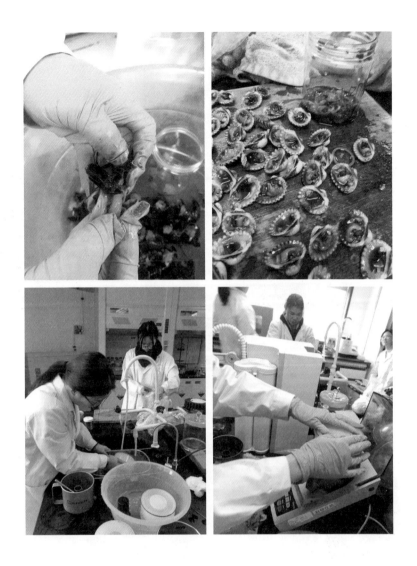

样品前处理的目的主要有以下几点：

去除样品中存在的影响测定的基体，消除对测定的干扰。例如生物样品通过酸解，破坏了有机基体，有利于测定样品中的无机待测物不受影响。

富集待测物，提高测定的灵敏度、准确度和精密度。例如用有机溶剂萃取样品溶液中的待测物。

将样品中的待测物转变为有利于测定的化合物形态或样品状态。例如固体吸附剂管采集样品后，需要解析才能进行测定。

将样品制成适合于测定的状态。例如样品中的待测物浓度太高，超出测定方法的测定范围，或样品的基体太浓，影响测定，可以用恰当的溶剂稀释样品。

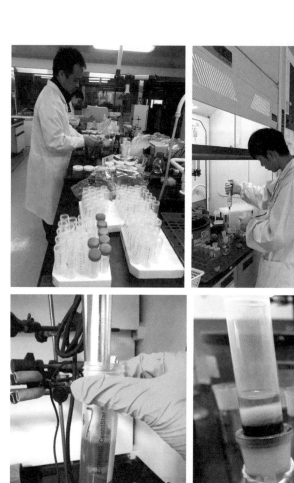
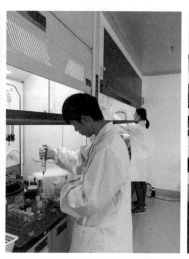
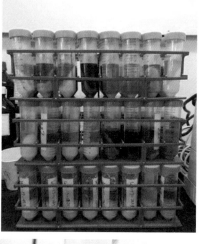
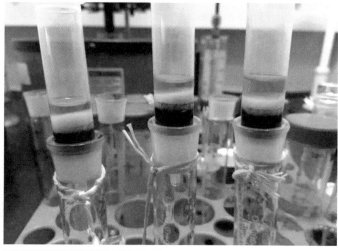
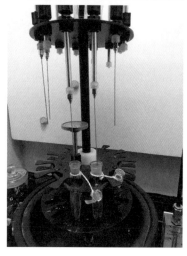
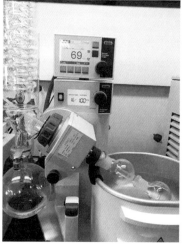

经上述前处理的样品，接下来交给我们"高大上"的仪器上机检测。

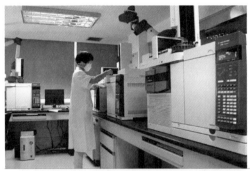

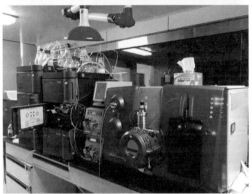

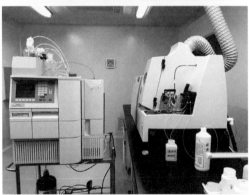

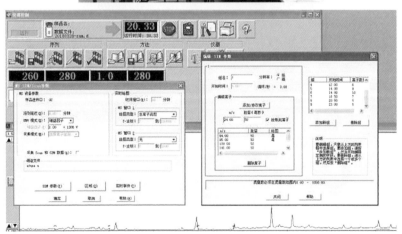

最后的压轴步骤，也是整个实验的核心步骤，即由实验人员对谱图结果进行定性分析和数据处理，得出定量结果。

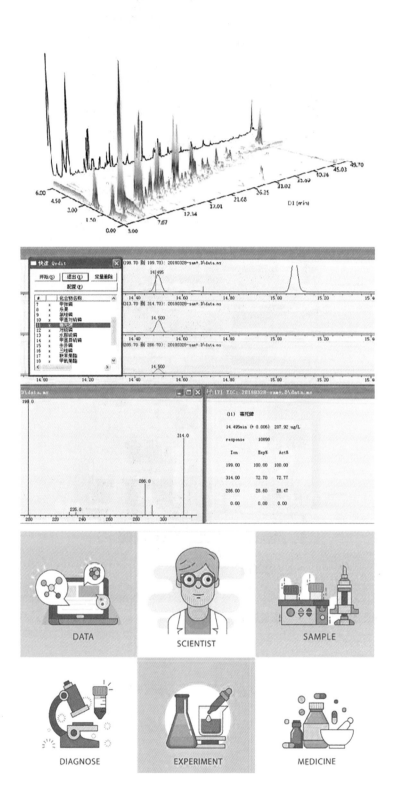

炎炎夏季，疾控专家教你如何防范食源性疾病

绍兴市疾病预防控制中心　邢超　2020-06-03

　　当前，绍兴市已进入梅雨季节，在高温高湿的环境下，食物一旦保管不善，很容易腐败变质。因此，夏季是食源性疾病聚集性疫情的高发季节，需要重点关注的场所有中小学校与企事业单位的集体食堂、农村宴席、路边无证照摊贩、夜市大排档和外卖送餐等。

　　食源性疾病，是指食品中致病因素进入人体引起的感染性、中毒性等疾病，包括食物中毒。

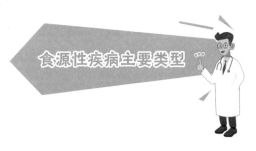

· 感染性食源性疾病 ·

　　感染性食源性疾病可由细菌、病毒、寄生虫等引起，常见的致病菌有沙门氏菌、副溶血性弧菌、蜡样芽孢杆菌和金黄色葡萄球菌等。通常每种细菌都有其易污染的食品，如沙门氏菌易污染禽、畜肉，副溶血性弧菌易污染水产品，蜡样芽孢杆菌和金黄色葡萄球菌易出现在剩饭剩菜中。

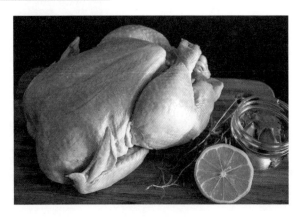

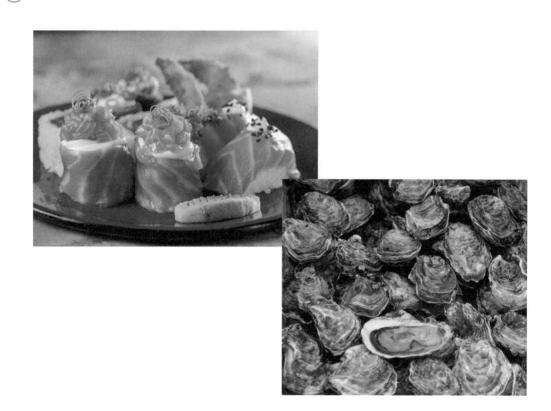

通过食品传播的病毒主要有诸如病毒、轮状病毒、甲肝病毒和戊肝病毒等。近年来，由寄生虫引发的食源性疾病发病率有所上升，如吃生鱼片后感染上异尖线虫、食用"半熟"的小龙虾后感染上肺吸虫。

中毒性食源性疾病

中毒性食源性疾病主要包括两类：一是自然产生的毒素，如发霉的花生、玉米等食物产生的黄曲霉毒素、毒蘑菇中的氰苷和毒素、有毒动物（如河鲀）产生的毒素等；二是化学性污染物，主要有亚硝酸盐（误用作食盐）、农药、兽药、杀虫剂、灭鼠药等。

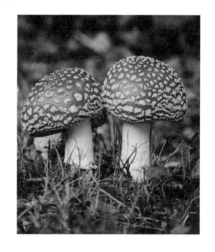

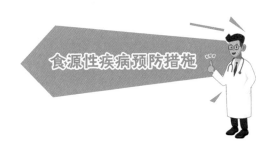

食源性疾病预防措施

预防食源性疾病的关键是防止"病从口入"，绍兴市疾控中心提醒市民朋友，采取以下措施防范食源性疾病：

把好食品采购关，要到规模大、信誉好、食品质量把关严的商场或超市购买，不要购买"三无"食品。

制作食品时要做到生熟分开加工，尽量不要生食肉类、海（水）产品等食品，剩余食物要及时冷藏，再食用时要彻底加热。

注意饮食卫生，不吃不洁、腐败变质食品，不喝生水，尽量不吃隔夜餐，谨防食物中毒。

聚餐后如多人出现呕吐、腹泻等消化道症状，要及时到医疗机构就诊，同时保留有关剩余食物、呕吐物和相关票据，以备相关部门调查中毒原因和溯源。

痛心！多起中毒，1人身亡！市疾控中心紧急提醒：不要食用野菜和野生蘑菇！

衢州市疾病预防控制中心　赵士光　2020-06-09

　　2020年5月29日，衢州市某村一家庭食用自己采摘的野菜，其中一人出现严重的中毒反应，虽经医疗机构积极抢救，最终仍不幸身亡。5月31日，衢州市一老人食用自己采摘的野生蘑菇，出现严重的中毒反应。6月5日，龙游县一家3口食用野生蘑菇——日本红菇后中毒。6月9日下午，常山县一家3口食用野生蘑菇后出现呕吐、腹泻等中毒症状。

　　市疾控中心紧急提醒：不采、不食、不买、不卖各种野菜和野生蘑菇，以免发生误食中毒。

　　近期，连续的阴雨天气，让野外的蘑菇快速生长。

　　6月7日，衢州市疾控中心的工作人员在野外采集毒蘑菇中毒病例的食用标本，用于鉴定蘑菇类型，指导治病救人。

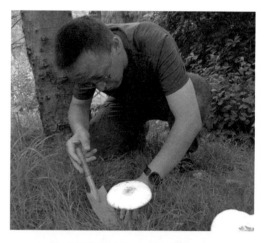

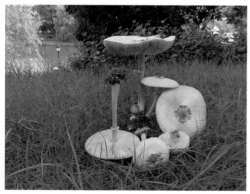
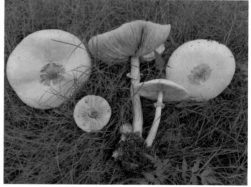

6月7日，衢州市疾控中心的工作人员在野外采集毒蘑菇中毒病例的食用标本

　　图中采集的野生蘑菇是大青褶伞，这是离人群最近的毒蘑菇，衢州每年都有人因误食这种蘑菇而中毒。

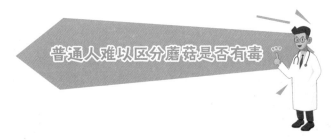

普通人难以区分蘑菇是否有毒

　　5月31日毒蘑菇中毒病例食用的野生蘑菇经鉴定为大青褶伞。大青褶伞，夏秋季节群生或散生，喜于雨后在草坪、蕉林地上生长，是华南等地引起中毒事件最多的毒蘑菇种类之一，主要引起胃肠严重不适，对肝脏等脏器和神经系统等也能造成损害。

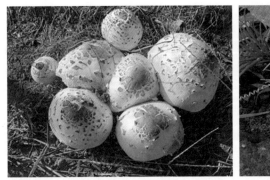
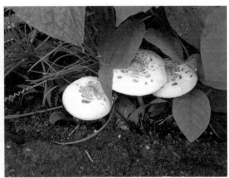

大青褶伞（有毒。此为其他野生蘑菇中毒事件中拍摄的照片）

　　夏秋多雨季节，野生蘑菇较多，我国野生蘑菇中毒事件多发生在南方农村家庭中，致死率高达21%。近年来，我市每年均有食用野生蘑菇大青褶伞导致的中毒事件发生，多人在重症监护室抢救治疗，所幸未造成死亡。毒蘑菇种类繁多，鉴别需要具备专业知识并借助专业设备，普通人难以准确鉴别蘑菇种类，区分是否有毒。

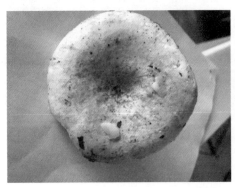
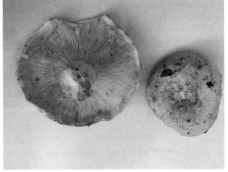

6月5日，龙游毒蘑菇中毒事件的样本照片

　　毒蘑菇毒性成分复杂，一种毒蘑菇常含有多种毒素，中毒与否与烹调方法、食用量的多少、饮食习惯等多种因素有关。民间流传的颜色普通的蘑菇无毒、长在清洁地方的蘑菇无毒、生虫的蘑菇无毒等野生蘑菇鉴别方法**均不靠谱**。

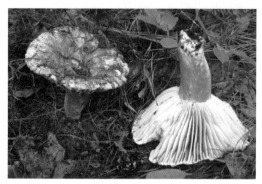
稀褶红菇 Russula nigricans（可食）

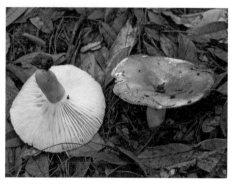
亚稀褶红菇 Russula subnigricans（剧毒！）

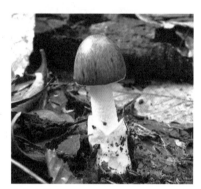
隐花青鹅膏 Amanita manginiana（可食）

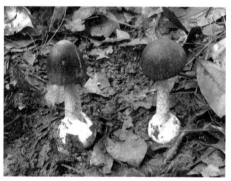
灰花纹鹅膏 A. fuliginea（剧毒！）

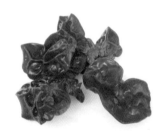
黑木耳 Auricularia heimuer（可食）

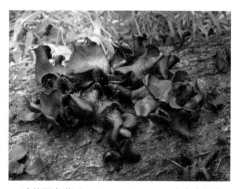
叶状耳盘菌 Cordierites frondosa（有毒！）

毒蘑菇和无毒蘑菇难以辨别（上图均来自湖南师范大学生命科学学院陈作红教授）

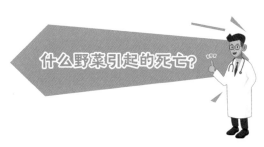

什么野菜引起的死亡？

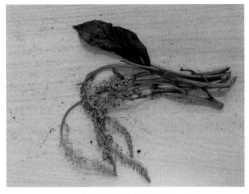

病例家中丢弃的野菜

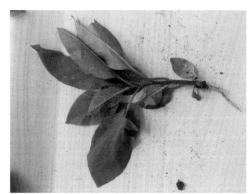

病例家属带领现场采集的野菜

经专家鉴定，上述野菜为商陆。商陆为多年生草本植物。茎直立，圆柱形，有时带紫红色。叶片呈椭圆状卵形或卵状披针形，顶端急尖，基部楔形，总状花序顶生或侧生；花白色，略带红晕。果浆下垂；浆果扁球形；种子肾圆形。商陆根及浆果对人及家畜有毒。根含多种有毒皂苷，如商陆毒素等。人中毒的表现为呕吐、腹痛、腹泻、乏力、流涎、大小便失禁、昏迷、视力模糊等，严重者可导致死亡。

重要提醒

市疾控中心提醒公众：**不采、不食、不买、不卖各种野菜和野生蘑菇，以免发生误食中毒**。误食中毒后，应立即采取刺激口咽催吐等措施，并尽快到医疗机构救治。

新冠疫情期间，还能不能好好吃肉、吃海鲜？

嘉兴市疾病预防控制中心　林云　2020-06-17

2020年6月，北京市的新冠肺炎疫情引起各界高度关注。在56天无新增确诊病例后，北京于6月11～15日陆续报告106例新冠肺炎本土确诊病例。

据北京市卫生健康委在6月13日和6月15日的官网通报及北京市新型冠状病毒肺炎疫情防控工作第115场新闻发布会消息，经流行病学调查，北京的本土确诊病例均与新发地农产品批发市场有关，病例或在该市场工作，或曾直接或间接暴露于这个市场。官网通报中还提到，"采集确诊病例相关的外环境标本，有核酸检测阳性报告，经初步判断这些病例可能接触了市场中污染的环境，或接触到了被感染的人员而传染发病"。

据6月12日晚北京新发地批发市场董事长张玉玺介绍，相关部门针对商品及相关设施的抽检中，在切割进口三文鱼的砧板中检测到了新冠病毒。

受此影响，全国各大超市纷纷下架三文鱼。随之而来的担忧是，当前疫情形势下，我们还能不能好好吃肉、吃海鲜？

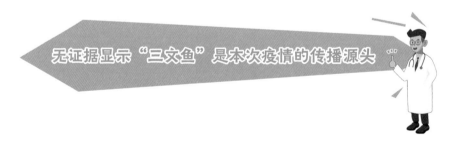

无证据显示"三文鱼"是本次疫情的传播源头

中国疾病预防控制中心流行病学首席专家吴尊友指出，切割三文鱼的砧板上采样发现核酸阳性，除了三文鱼以外，也有其他的物品查到阳性，特别是在同一个大厅里其他的物体表面上，只是说明这个环境受到了污染，不能说明更多的问题。

据北京市新型冠状病毒肺炎疫情防控工作第115场新闻发布会消息，流行病学调查显示，新冠病毒至少在6月3～4日就已经在新发地市场传播，而6月12日才检获三文鱼砧板阳性。

目前疫情流行病学调查结果指向新发地市场而不是三文鱼，且经营三文鱼的餐馆和食客中，均未出现感染者。

据北京市新型冠状病毒肺炎疫情防控工作第114场和第116场新闻发布会消息，新发地批发市场三文鱼的货源地京深市场，其三文鱼摊位及公共区域的环境样本检测全部阴性；新发地官网介绍，新发地承担了北京80%以上的农产品供应，而北京其他农贸市场、大型超市，其海鲜、肉类等食品及外环境涂抹标本均未检出新冠病毒。北京不是进口三文鱼的唯一进货地，各大城市和口岸并无三文鱼关联的疫情暴发。而全国各地紧急排查的批发和农贸市场中，人、产品、环境的采样检测结果全部阴性。因此，可以认为三文鱼等食品引起疫情传播的可能性不大。

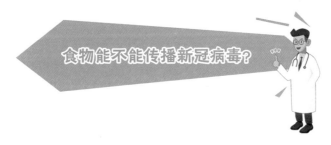

食物能不能传播新冠病毒？

目前全世界所有国家和国际组织的官方意见都认为，新冠病毒不太可能通过食物传播。极小概率的可能是接触传播，即存在包装污染，且需要接触食物者不注意卫生。

从前期的流行病学调查案例可以看到，感染者几乎都能找到和其他感染者的密切接触史，也就是人传人，而且是以飞沫为主。到2020年6月为止，全世界已经报告的780多万新冠肺炎病例中，还没有出现食物传播的确切证据。

外出戴口罩，回家洗手，处理食物前后都洗手，不用脏手乱摸口鼻眼，这样的话，从食物感染的概率基本为0。

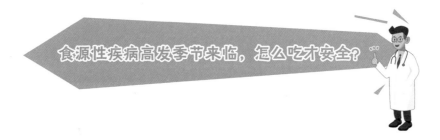

食源性疾病高发季节来临，怎么吃才安全？

嘉兴市前期的调查数据显示，三文鱼、黄鱼、带鱼等海鲜中普遍存在副溶血性弧菌、异尖线虫等污染，而生的牛羊肉中，经常能检到沙门氏菌、金黄色葡萄球菌、单核细胞增生李斯特氏菌等微生物。因此，生食、半生食，以及烹调时间过短，都有可能造成食源性微生物感染。目前已处食源性疾病高发季节，气温、湿度都正适宜细菌大量繁殖，为此，**市疾控中心提醒：勤洗手、吃熟食，注意食品生熟分开，防止交叉污染，谨防"病从口入"。**

知识链接▶

● **什么是副溶血性弧菌？**

嘉兴市最近的一项调查数据显示，腹泻病例中，副溶血性弧菌检出3.70%。病例对照调查显示，**食用未煮熟煮透的海水鱼、海水虾，副溶血性弧菌发病风险较高。**

副溶血性弧菌（Vibrio parahaemolyticus）是种嗜盐性细菌，天然存在于海水、沿海环境、海底沉积物和鱼贝类等海产品中，并且生命力十分顽强，**在抹布和砧板上能生存1个月以上。**它主要污染的食品是**海产品**，包括**多种海洋鱼类、虾、蟹、贝类**等。

近年来，副溶血性弧菌已跃居我国食源性致病菌的榜首，发病高峰期是夏、秋季。主要的病因食品是**未经烧熟煮透的海产品或其他被副溶血性弧菌污染的即食食品**。主要临床表现是急性胃肠炎，如剧烈腹痛、脐部阵发性绞痛等症状，腹泻多显水样便，病程常为2～3天。

● **什么是单增李斯特菌？**

单核细胞增生李斯特氏菌（Listeria monocytogenes）简称单增李斯特菌，它的生命力顽强，尤其在冰箱的冷藏温度下仍可以生长繁殖，甚至在 -20℃的冷冻室也能存活1年。因此，单增李斯特菌引起的李斯特菌病，也称**"冰箱病"。**

人主要通过**进食未充分加热的生肉、生蔬菜等即食食品而感染单增李斯特菌**，出现发热、头痛、肌肉酸痛、恶心、呕吐等症状，几天即能痊愈。它也能引起脑膜炎和败血症，发病率虽低，但病死率较高。免疫系统未发育完全的新生儿、孕妇、慢性病患者、老年人最容易被它击倒。据报道，**约1/3 被单增李斯特菌感染的孕妇可能会发生流产。**

据美国疾控中心的数据，美国每年约有2500例单增李斯特菌感染病例，其中约有15%～30%死亡。2011年美国暴发由污染香瓜引起的单增李斯特菌感染，范围涉及28个州，146例病人中有30例死亡。

有报道显示，一名孕妇因胸闷、心慌、胎动减少入院，双胞胎均不幸死亡，在孕妇和新生儿生物标本中均检出单增李斯特菌。根据流行病学调查发现，她患病前经常吃寿司、刺身等即食食品。

李斯特菌病的预防：在遵循世界卫生组织推荐的"食品安全五要点"（保持清洁、生熟分开、烧熟煮透、安全的温度下保存食品、使用安全的水和食物原料）的基础上，由于单增李斯特菌在冰箱里仍可生长繁殖，因此，冰箱里的剩余饭菜、熟食，再次食用前应彻底加热。

食源性疾病高发季，四招让你安然度夏

绍兴市疾病预防控制中心　邢超　2020-06-22

自2020年5月以来，绍兴市共报告6起食源性疾病聚集性疫情，事件报告起数和发病人数均超2019年同期水平。6～10月为食源性疾病高发季节，需各有关部门和社会公众高度重视食品安全工作。下面由疾控专家通过典型案例告诉你食源性疾病高发场所和防范技巧。

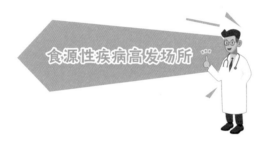

据近几年食源性疾病监测系统显示，食源性聚集性疫情高发场所主要有集体单位食堂（学校、建筑工地等）、家庭聚餐、酒店聚餐、农村宴席、夜市排档等。通过现场流行病学与卫生学调查，发现部分事发单位存在食物加工制作场所卫生条件差、制作工具（刀具、砧板）生熟不分、食物储存与保管不当等相关问题。

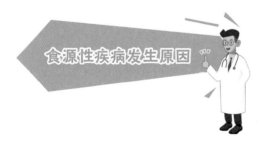

夏秋季是食源性疾病高发季节，主要原因有以下几点：一是夏秋季气温高、湿度大的外环境，为病原微生物繁殖、野生蘑菇生长提供了适宜的条件；二是集体单位食堂就餐人数多、就餐时间集中、供餐量大，规范管理和安全操作上容易出现漏洞；三是学生暑假和国庆放假期间，外出旅游人员增多，集体聚餐增加，提升了食源性聚集性疫情发生风险；四是公众对有毒植物、野生菌类的防范意识淡薄，盲目

追求"野菜"的鲜美口味而导致误食中毒。

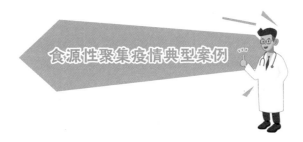

食源性聚集疫情典型案例

案例 1:家庭聚餐

2020年5月23日17时,张某一家五口在家中聚餐,所吃食物包括凉拌皮蛋豆腐、小龙虾、河虾、四季豆、猪脚、葫芦丝等。5月24日0时30分起,张某等四人陆续出现发热、腹泻(主要为水样便)、恶心等症状,无肌肉酸痛等肌损伤症状。病人自诉发病前三天无外出聚餐,怀疑食用的凉拌皮蛋豆腐不新鲜,且发病四人均食用了皮蛋豆腐。4名病人经医疗机构对症治疗后均已康复。经实验室检测,从一名病人肛拭子样本中检出沙门氏菌。

案例 2:集体食堂

2020年6月4日9时,绍兴市某医院陆续接诊6例腹泻病人,均为绍兴某建筑工地的建筑工人,症状以腹痛、腹泻为主,部分患者还伴有呕吐、头晕等症状。经流行病学调查,共搜索到该建筑工地腹泻病人13例,病人自诉发病前三天均在该建筑工地食堂就餐,有同一地点共同就餐史。经实验室检测,从一名病人肛拭子样本中检出副溶血性弧菌。

现场卫生学调查发现,工地食堂厨房出入口大门敞开、门帘未有效利用,厨房内无灭蝇灯,可见若干活苍蝇,且厨房内垃圾箱敞开放置成为蝇类滋生地。另外,食品及原料采购记录、餐饮具消毒记录不规范,电热开水机紧邻垃圾桶,垃圾桶未加盖且桶外垃圾散落在地。以上环境卫生学问题和管理上的漏洞均是引起食源性疾病的高危因素。

案例 3:野蘑菇中毒

2019年6月26日早上,张老伯独自一人到新昌梁家井村附近小山上采了一些野生蘑菇。据回忆,采到的野蘑菇有3种,其中2种比较熟悉,另1种比较细长、雪白的蘑菇不认识,生尝未觉苦涩。27日早上,张老伯用约10朵野蘑菇煮了一碗面条,自己一人吃下。27日傍晚,出现呕吐、腹泻等不适症状,张老伯以为是中暑,未引起足够重视，仅在社区卫生站输液治疗。

6月28日傍晚，张老伯到姐姐家吃晚饭，把剩余的一点野蘑菇带去做了一碗鞭笋蘑菇汤，一起就餐的共有7人，据患者回忆，野蘑菇的食用量有多有少，平均每人2~3朵，剩余的蘑菇汤被张老伯姐姐全部拌饭喝掉。6月29日凌晨5时许，就餐7人中先后有6人出现不同程度的呕吐、腹泻等不适症状，此时，张老伯情况最为严重，已经有些意识不清，遂到医疗机构就诊。由于张老伯食用量较大，中毒症状严重，最终不幸去世。从病人的血液、尿液样本中检测出鹅膏毒肽，可以确定是误食毒鹅膏菌引起的中毒！

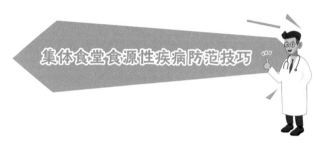

集体食堂食源性疾病防范技巧

集体单位食堂就餐人数多、就餐时间集中、供餐量大，规范管理和安全操作上应做好以下几点：

· 要严把原料进货关 ·

严禁采购和使用国家明令禁止的各类食品原料、食品添加剂，严格落实进货查验、索证索票、采购记录等制度要求。

· 要严控加工制作过程 ·

严格按照《餐饮服务食品安全操作规范》的要求加工制作食品，做到生熟分开、烧熟煮透。严格落实食品加工温度和食品储存条件的要求，尤其是对于需要冷藏、冷冻和冷链运输的食品，要按照国家有关规定加强管理。

· 要加强对集体食堂环境卫生的管控 ·

做好防交叉污染、防尘、防鼠、防虫害等工作。

· 要提高饮用水食品安全意识 ·

防控因饮用水不符合国家卫生标准而引发的食品安全事件。

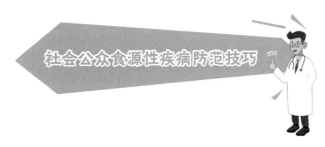

社会公众食源性疾病防范技巧

为有效防范食源性疾病的发生，建议社会公众做到以下几点：

制作或食用食物之前应清洁双手，同时保证厨房用具和餐具干净整洁。

食用新鲜不变质食品，剩菜剩饭应及时冷藏保存，食用前彻底加热，提倡大家少吃或者不吃剩菜剩饭，做到吃多少煮多少。

生食和熟食在贮存、加工、盛放等各个环节应分开，以免交叉污染。可以生食的食物应彻底清洗干净，不可生食的食物应彻底煮熟。

建议广大民众切勿采食野生蘑菇，一旦发生野蘑菇中毒，应立即到医疗机构救治，就诊时携带剩余蘑菇样品，以便帮助医务人员明确诊断、指导救治。

隔夜菜能不能吃？会不会致癌？疾控实验告诉你！

湖州市疾病预防控制中心　袁瑞　2020-07-29

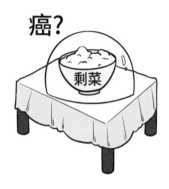

生活中，剩饭剩菜很常见……

倒掉？可惜，浪费。

下顿继续吃？又怕不健康。

认为不健康的原因无非两方面：一是担心剩饭剩菜中的亚硝酸盐会致癌；二是担心细菌大量繁殖，容易引起拉肚子。

真实情况如何？

事实胜于雄辩！湖州疾控"实验派"帮你寻找真相。近日，湖州市疾控中心小伙伴对不同保存条件下的菜肴开展了菌落总数和亚硝酸盐检测。

实验材料

单位食堂现烹现制的5份菜肴：红烧鱼、白烧鱼、红烧鸡、白切鸡、炒青菜。

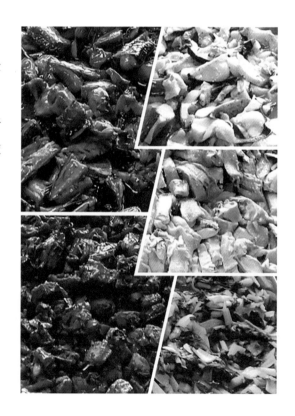

实验方法

每份菜肴烹制好、装盘后——

1 分装出1等份（约200克）用于菌落总数基础值检测。

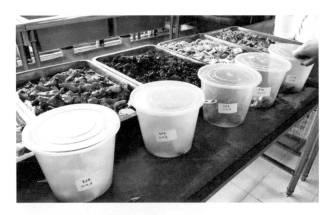

2 由3名工作人员模拟吃饭过程，对每种菜品进行试吃。

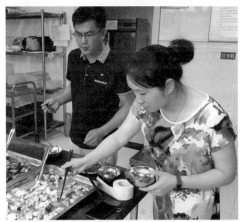

3 试吃后将每种菜品再分装成4等份。

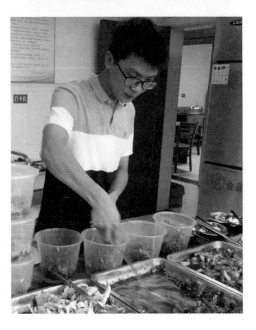

4 分装好的菜品分别置于室温（26～28℃）和冰箱（4℃）条件下储存，分别在不同时间段取样检测菌落总数和亚硝酸盐含量。（以炒青菜为例）

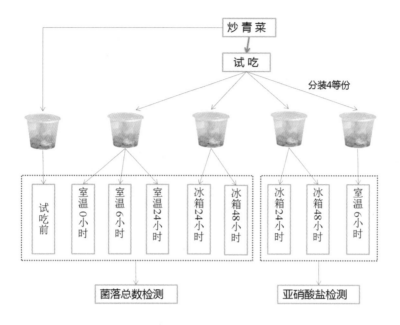

5 菌落总数检测。

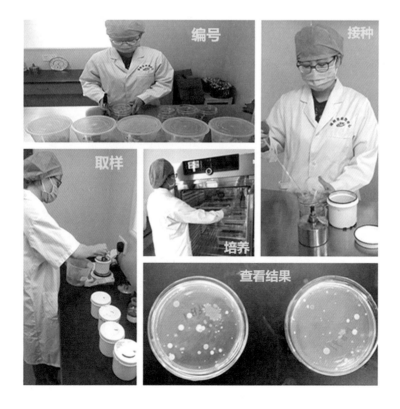

6 亚硝酸盐检测。

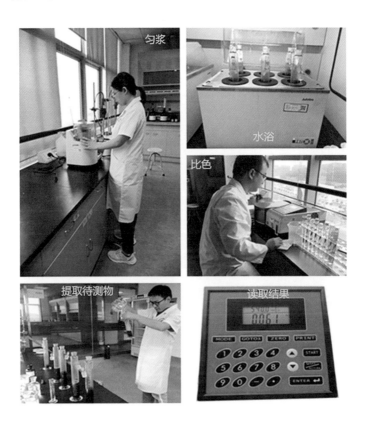

揭晓真相的时刻来了。

菌落总数结果

根据《非预包装即食食品微生物限量》（DBS 44/006—2016），菌落总数少于 10000 cfu/g 为满意，10000～100000 cfu/g 为可接受，超过100000 cfu/g 为不合格。

菜肴	保存方式（单位：cfu/g）					
	试吃前	试吃后	室温 6h	室温 24h	冷藏 24h	冷藏 48h
青菜	280	2200	72000	57000000	3100	3500
白斩鸡	3600	4100	37000	60000000	1400	2000
红烧鸡块	65	1100	20000	31000	220	260
白烧鱼	30	1600	5800	31000000	190	270
红烧鱼	20	800	13000	23000000	210	290

提示三点：

● 试吃前5种菜肴的菌落总数均为满意；试吃后菌落总数明显增多，但仍在满意范围内。

● 试吃后室温放置6小时，菌落总数显著上升，但仍少于100000 cfu/g；室温放置24小时后，菌落总数大幅上升，除红烧鸡块外，其他均评价为不合格。

● 试吃后冰箱冷藏24小时，除炒青菜的菌落总数有稍微上升外，其他菜肴反而减少了；冷藏48小时后，所有菜品菌落总数均出现回升，但均少于10000 cfu/g，可此时工作人员发现菜肴的色、香、味等感官品质大大降低。

亚硝酸盐结果

根据《食品安全国家标准　食品添加剂使用标准》（GB 2760—2014），以亚硝酸钠（钾）计，不同食品中亚硝酸盐残留量应控制在30 mg/kg以下或70 mg/kg以下。

菜肴	保存方式（单位：mg/kg）		
	室温 6h	冷藏 24h	冷藏 48h
红烧鱼	< 0.3	< 0.3	< 0.3
白烧鱼	< 0.3	< 0.3	< 0.3
红烧鸡块	< 0.3	< 0.3	0.5
白斩鸡	< 0.3	< 0.3	< 0.3
青菜	< 0.3	< 0.3	< 0.3

实验中亚硝酸盐的最低检测限为0.3 mg/kg，结果显示，仅冰箱冷藏48小时后的红烧鸡块中检出了亚硝酸盐，含量为0.5 mg/kg，远低于国家安全标准。

实验结论

　菜肴放置较短时间，其中亚硝酸盐含量会上升，但上升的量非常有限，远低于国家安全标准，更达不到致癌程度。（成人一次性摄入亚硝酸盐0.2～0.5克会急性中毒，3克会致死；长期过量摄入，亚硝酸盐会在胃酸等环境下反应生成强致癌物 N-亚硝胺而致癌。）

　菜肴在室温条件下短时间保存，细菌繁殖尚在可接受范围内，一旦时间延长，细菌就会大量繁殖，导致出现健康安全隐患。

冰箱冷藏可有效抑制剩菜中大多数种类细菌的繁殖，但随着冷藏时间的延长，细菌繁殖量仍然会出现增加，同时菜肴的感官品质也会大打折扣，不宜食用。

所以，对于较短时间保存的剩饭剩菜，大家不用担心其中会出现亚硝酸盐而带来危险，**更应该注意其中的细菌繁殖，尤其是致病菌污染繁殖！**

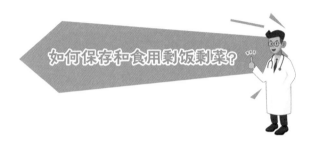

按量备餐，最好不剩。

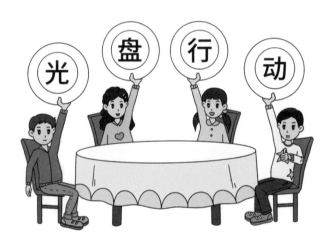

宁剩荤菜，不剩蔬菜。

蔬菜经过久放和反复加热会损失很多营养，实在要剩就把肉类食品（水产品除外）剩下来，因为肉类相比蔬菜没那么容易变质，再加工时风味和营养方面的影响也没那么大。

巧用保鲜膜、保鲜盒。

剩菜剩饭放冰箱前，一定要**用保鲜膜封好，或者装进带盖的保鲜盒中**，避免串味和交叉污染。用方形保鲜盒储存能节省更多的冰箱空间哦！

及时放冰箱。

冰箱冷藏可有效抑制剩饭剩菜中的细菌繁殖，但不宜长时间保存，**最好能在**

5~6个小时内吃完，最长也别超过24小时。

再次食用前，彻底加热。

剩菜可以吃，但前提是一定要彻底加热，以杀灭其中可能存在的致病微生物。所谓彻底加热，就是**把菜加热到100℃，保持沸腾3分钟以上**。如果肉块比较大，一定要煮、蒸久一些，或者把肉块切碎，再重新加热。

夏日来临，警惕食源性疾病

台州市疾病预防控制中心　姜叶　2021-06-11

东南沿海的夏季像蒸笼，气温高、湿度大，整天黏糊糊的，让大家备感不适，也是细菌生长繁殖的绝佳时机。同时，我们自身生活方式的转变，如接触生食、冷饮的机会增多等，更让细菌有机可乘。

根据近年来台州市监测结果看：沙门氏菌、致泻性大肠埃希氏菌、副溶血性弧菌等常见致病菌所致的食源性疾病总体在5～10月相对高发。以下小编将结合2020年台州市监测结果给大家介绍一二。

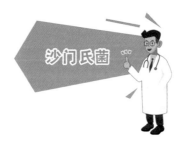

全年均有检出，阳性率5～10月份维持在较高水平，10月份后开始明显回落。沙门氏菌广泛分布于自然界，常寄居在人和动物体内，主要污染动物性食品，特别是畜肉类及其制品，其次为禽肉、蛋类、乳类及其制品，植物性食品少见；最常见的症状是胃肠炎，如呕吐、腹泻、腹痛，潜伏期一般为6～48小时。

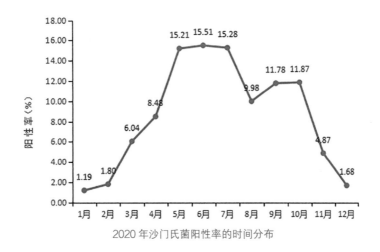

2020年沙门氏菌阳性率的时间分布

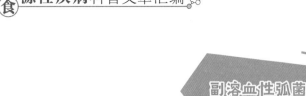

阳性率呈单峰状，7月份开始显著上升，逐步走高，9月达到最大值7.16%，10月份开始显著回落。副溶血性弧菌是我国沿海地区细菌性食物中毒的主要致病菌，污染海产品为主，以墨鱼、带鱼、黄花鱼、虾、蟹、贝、海蜇最为多见，其次为盐渍食品。它生命力顽强，在抹布和砧板上能生存1个月以上。临床表现为急性胃肠炎，出现呕吐、头痛、腹泻和低热等症状，剧烈腹痛、脐部阵发性绞痛为主要特点，腹泻多呈水样便，病程常为2~3天，一般恢复较快。

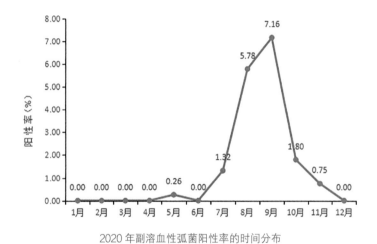

2020年副溶血性弧菌阳性率的时间分布

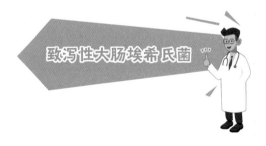

阳性率在5~10月维持在相对较高水平。致泻性大肠埃希氏菌在人和温血动物的肠道内普遍存在，是一种人畜共有的病原菌。引起中毒的食品种类与沙门氏菌基本相同，餐饮行业的餐具、学校单位等集体食堂易被其污染。不同类型的致泻性大肠埃希氏菌中招后的症状各不相同，常见症状包括水样便、腹痛、恶心、发热、粪便中有少量黏液和血便等，婴幼儿多表现为2周以上的持续性腹泻。

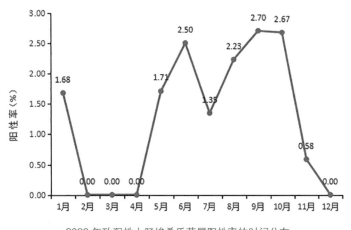

2020 年致泻性大肠埃希氏菌属阳性率的时间分布

记住以下几点，教你如何预防食源性疾病

✅保持清洁。

餐前便后要洗手，洗净双手再下厨；饮食用具勤清洗，昆虫老鼠要驱除。

✅生熟分开。

生熟食品要分开，切莫混杂共保存；刀砧容器各归各，避免污染惹病生。

✅烧熟煮透。

肉禽蛋品要煮熟，贪吃生鲜是糊涂；虫卵病菌需杀尽，再度加热也要足。

✅注意存放。

熟食常温难久藏，食毕及时进冰箱；食前仍需高温煮，冰箱不是保险箱。

✅好的水和食材。

饮食用水要达标，菜果新鲜仔细挑；保质期过不宜吃，莫为省钱把病招。

小心！别让病菌进你的口

嘉兴市疾病预防控制中心　赵啸宇　2021-06-18

食品安全问题与我们的生活息息相关，却又时常被我们忽略。夏天是食源性疾病的高发季节，大家在享受美食的同时，可别忘了注意食品安全哦。吃得干净，吃得放心，才能吃得开心嘛。

细菌在我们生活的环境中广泛存在，它也是引起食源性疾病的主要病原体之一。下面，我们就带大家来认识一些日常食品中常见的致病菌，学习一下怎样预防细菌引起的食源性疾病吧！

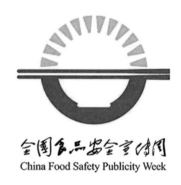

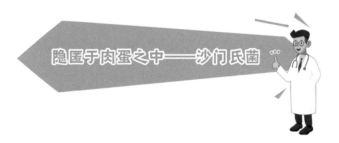

隐匿于肉蛋之中——沙门氏菌

在世界各国发生的细菌性食源性疾病中，非伤寒沙门氏菌感染常列在首位。在我国，食源性疾病监测哨点医院确诊的腹泻病例中，非伤寒沙门氏菌检出也较为常见。这个引起腹泻的"大哥大"，我们可要好好了解一下它。

· 沙门氏菌在哪里 ·

➡ 沙门氏菌广泛寄居在人和动物的体内，其中鸡是沙门氏菌最大的宿主。

➡ 沙门氏菌主要污染肉、禽、蛋等食品，水果、蔬菜甚至干燥的食物也有可能带菌。

➡ 禽肉及其制品和鸡蛋是沙门氏菌最喜欢污染的食物。

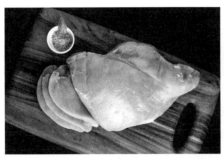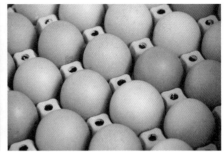

· 沙门氏菌怎样传播 ·

沙门氏菌可以通过食物、水源及接触传播进入人体。

食物传播是引起非伤寒沙门氏菌感染的主要途径。如进食被污染而未烧熟煮透的食品，使用被污染的刀具、砧板、餐饮具等，都可导致沙门氏菌感染。带菌人员接触直接入口食品等可以导致食物间的交叉污染。

接触传播是引起婴幼儿沙门氏菌感染的重要途径。触摸被沙门氏菌污染的物品后未及时洗手就可能引起感染。

· 沙门氏菌感染的主要症状 ·

非伤寒沙门氏菌感染以胃肠炎型为主，主要表现为恶心、呕吐、腹泻、腹痛、发热等症状。病程一般为3～7天。平均潜伏期为6～48小时。

老人、婴儿和身体虚弱者感染后容易发展为重症，可引起痉挛、脱水、休克甚至死亡。

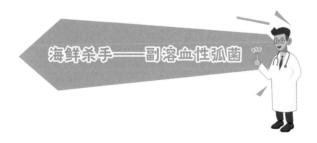

海鲜杀手——副溶血性弧菌

近年来，我国沿海地区副溶血性弧菌引起的食源性疾病暴发非常常见，在细菌性食源性疾病暴发中占有很大比重。嘉兴市地处沿海地区，大家可要小心这个从海里来的健康杀手哦。

· 副溶血性弧菌在哪里 ·

副溶血性弧菌存在于海水、沿海环境、海底沉积物和鱼贝类等海产品中，温热地带较多。

副溶血性弧菌主要污染海洋鱼类、虾、蟹、贝类等海产品，在夏秋季，海产品中副溶血性弧菌污染尤为严重。

副溶血性弧菌生命力顽强，在抹布和砧板上能生存1个月以上。

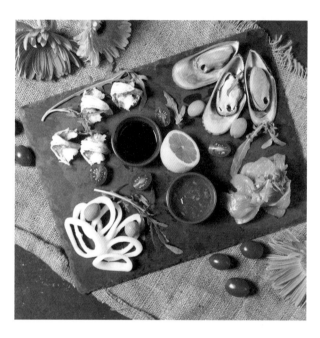

· 副溶血性弧菌怎样传播 ·

副溶血性弧菌能够经食物传播，生食海产品或海产品未烧熟煮透都可能引起感染。

食品加工时生熟不分，凉菜尤其是熟食卤味就可能会受到海产品的交叉污染。

· 副溶血性弧菌感染的主要症状 ·

副溶血性弧菌感染后引起的胃肠炎通常是自限性的，主要症状表现为上腹部阵发性绞痛、腹泻，患者腹泻后可出现恶心、呕吐和低热等急性胃肠炎症状，病程一般2~3天，恢复较快。平均潜伏期为17小时。

免疫力低下的人群感染副溶血性弧菌后，可能会引起重症，抢救不及时可能导致死亡。

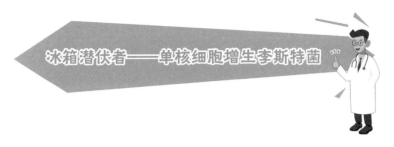

冰箱潜伏者——单核细胞增生李斯特菌

在很多人眼里，冰箱就像是储藏食物的保险箱。对于保存在冰箱里的食物，人们总是会比较放心。可是你知道吗？有一种细菌可能正潜伏在你的冰箱里，准备向你的身体发起攻击，它就是单核细胞增生李斯特菌。

· 单增李斯特菌在哪里 ·

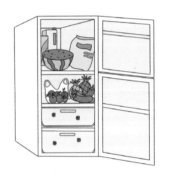

单增李斯特菌能够在低温条件下顽强生长，冰箱的冷藏温度（4℃）是它最适宜的生长条件。

冰箱中未煮熟或者长时间放置的肉制品、未经高温消毒或者巴氏消毒的乳制品、熏制海产品、奶酪、没煮熟的豆芽，甚至瓜果蔬菜等，都有可能被单增李斯特菌污染。

· 单增李斯特菌怎样传播 ·

单增李斯特菌能够通过食物传播。食用被污染的食物就有可能感染。

加工被单增李斯特菌污染的食物时生熟不分，容易造成食物间的交叉污染。

· 单增李斯特菌感染的主要症状 ·

人群对单增李斯特菌普遍易感，感染后可能引起胃肠炎、脑膜炎、败血症等多种疾病。

在免疫能力强的健康成人中，单增李斯特菌感染的主要症状为腹泻和发烧。

与其他食源性疾病相比，单增李斯特菌感染致死率较高，可达20%～30%。

孕妇、新生儿、老年人及免疫功能低下者是单增李斯特菌感染的高危人群。

孕妇怀孕期间感染单增李斯特菌会传染给腹中胎儿，可能导致宫内感染、流产、早产、胎死腹中，以及败血症或脑膜炎等严重后果。

了解了以上3种食物中常见的致病细菌，大家是不是会觉得世界好危险，连好吃的食物都想谋害我？大家也不用太过担心，其实，只要做到以下五点，我们就能远离细菌引起的食源性疾病。

食品安全五要点

☑ 保持清洁。

拿食品前要洗手，准备食品期间还要经常洗手。便后洗手。清洗和消毒用于准备食品的所有场所和设备。避免虫、鼠及其他动物进入厨房和接近食物。

☑ 生熟分开。

生的肉、禽和海产食品要与其他食物分开。处理生的食物要有专用的设备和用具，例如刀具和切肉板。使用器皿储存食物以避免生熟食物互相接触。

☑ 食物要彻底做熟。

尤其是肉、禽、蛋和海产食品。汤、煲等食物要煮开以确保食物中心温度达到70℃。肉类和禽类的汁水要变清，而不能是淡红色的。最好使用温度计。熟食再次加热要彻底。

☑ 保持食物的安全温度。

熟食在室温下不得存放2小时以上。所有熟食和易腐烂的食物应及时冷藏（最好在5℃以下）。熟食在食用前应保持滚烫的温度（60℃以上）。即使在冰箱中也不能过久储存食物。冷冻食物不要在室温下化冻。

☑ 使用安全的水和原材料。

使用安全的水和原材料进行处理以保安全。挑选新鲜和有益健康的食物。选择经过安全加工的食品，例如经过低热消毒的牛奶。水果和蔬菜要洗干净，尤其如果要生食。不吃超过保鲜期的食物。

食品安全五大要点

宁波市疾病预防控制中心　蒋丹捷　张琰　2021-06-22

民以食为天，食品安全关乎民生，关乎每一个人的生命安全，理应被所有人放在心上。6月以来，一年一度的食品安全宣传周也来了，让我们一起来学习食品安全的五大要点。

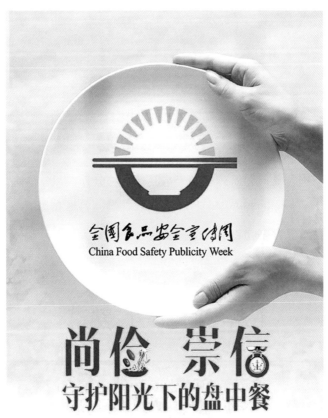

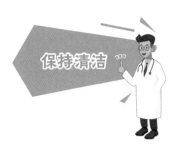

保持清洁

拿食品前要洗手，准备食品期间也要常洗手。

便后洗手。

清洗和消毒用于准备食品的所有场所和设备。

避免虫、鼠及其他动物进入厨房和接近食物。

必须保持清洁
Must be kept clean

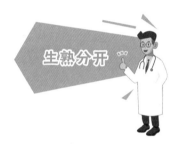

生熟分开

生的畜肉、禽肉和海产食品要与其他食物分开。

处理生的食物要有专用的设备和用具，例如刀具和切肉板。

使用器皿储存食物以避免生熟食物互相接触。

生　　熟

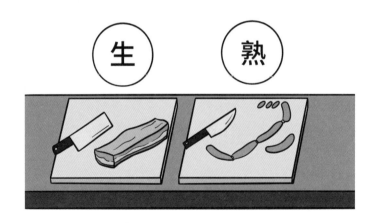

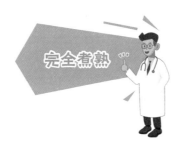

完全煮熟

➡ 食物要彻底烧熟，尤其是肉、蛋和海产食品。

➡ 汤、煲等食物要煮开以确保达到70℃以上。肉类的汁水要变清，不能是淡红色的。

➡ 熟食再次加热要彻底。

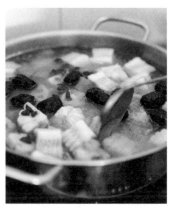

食物要保存在安全温度下

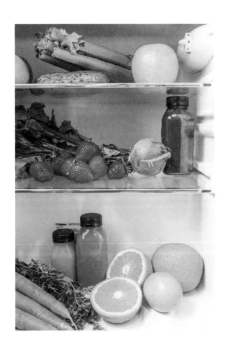

➡ 熟食在室温下不得存放2小时以上。

➡ 所有熟食和易腐烂的食物应及时冷藏（最好在5℃以下）。

➡ 熟食在食用前应保持滚烫的温度（60℃以上）。

➡ 即使在冰箱中也不能过久储存食物。

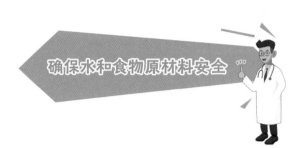

确保水和食物原材料安全

使用安全的水和原材料进行处理以保安全。

挑选新鲜和有益健康的食物。

选择经过安全加工的食品，例如经过低热消毒的牛奶。

水果和蔬菜要洗干净，尤其如果要生食。

不吃超过保质期的食物。

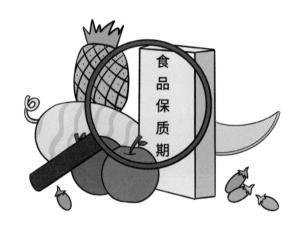

食品安全问题高发季节，食源性疾病的这些"秘籍"，请收藏！

嘉兴市疾病预防控制中心　林云　2022-06-19

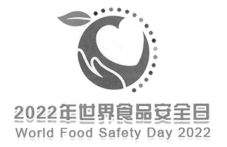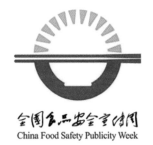

世界卫生组织的相关报告显示，每年全球有6亿人罹患食源性疾病（每年每10人中有1人），主要表现为腹泻。其中5岁以下儿童占40%，每年有12.5万死亡病例。

监测系统显示，夏秋季是嘉兴市食源性疾病高发季节。当前，嘉兴市已进入食源性疾病高发季节，我们该怎么做，才能尽可能避免食源性疾病给我们带来的健康风险？

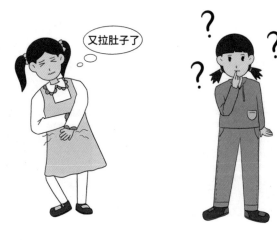

什么是食源性疾病？

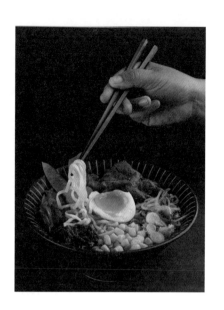

食源性疾病，指食品中致病因素进入人体引起的感染性、中毒性等疾病，包括食物中毒。通俗地讲就是"吃出来的病"，主要表现为恶心、呕吐、腹痛、腹泻。

常见的食源性疾病致病因素有哪些？

文献资料显示，食源性疾病大多是由微生物（细菌、病毒和寄生虫）引起的，其他则为中毒性食源性疾病。致病因素主要有：沙门氏菌、副溶血性弧菌等细菌；诺如病毒、甲型肝炎病毒等；吸虫、原虫、线虫、绦虫等寄生虫；还有真菌毒素、贝类毒素、有毒动植物、毒蘑菇，以及亚硝酸盐中毒、农兽药中毒、重金属中毒等。

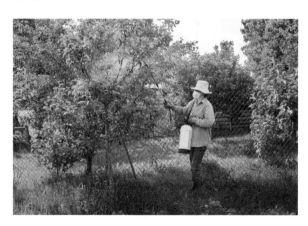

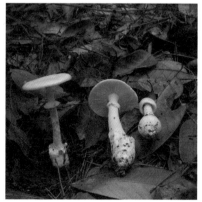

近年来的食源性疾病监测数据表明，嘉兴市食源性疾病以细菌性为主，其中沙门氏菌位居食源性病原体首位，副溶血性弧菌次之。此外，影响我们健康的，还有诸如病毒、单增李斯特菌和大肠埃希氏菌。

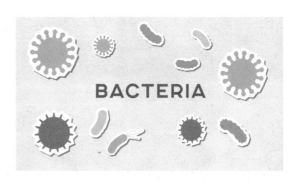

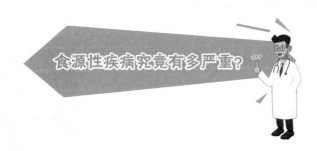

食源性疾病究竟有多严重？

发达国家每年患食源性疾病的人数高达30%。美国每年每6人中就有1人因为吃污染食品而生病，每年仅仅是沙门氏菌感染造成的直接医疗费用，就达3.66亿美元。

中国疾病预防控制中心发布的《2020年中国食源性疾病暴发的环境和病原体特征重要调查》显示，2020年全国报告发生7073起食源性疾病暴发疫情，有143人因此死亡，而这仅仅是实际发病情况的"冰山一角"。

这些小小的微生物小到我们肉眼都看不见，经常隐匿于食物和各种环境中，稍不留神就可能遭到它们的袭击，导致疾病暴发。

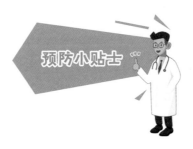

预防小贴士

高发季节来临，根据嘉兴市食源性疾病监测和处置中发现的问题，市疾控中心在此奉上食源性疾病预防小贴士，请各位小伙伴仔细阅读和收藏！

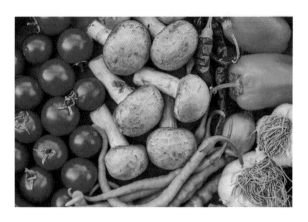

· 原料选购 ·

选择新鲜安全的食品。不买不吃来源不明及色香味形等感官性状异常的食品，特别是**不要采摘和食用野生蘑菇**。

· 加工环节 ·

加工生熟食品的用具（砧板、刀具等）分开使用，用具表面必须保持干净。接触餐具和厨房用具的抹布应在下次使用前彻底清洗，必要时煮沸消毒。食物烧熟煮透，**各部位的温度都必须达到70℃以上**，特别是肉类、制品等易被病原菌污染的食品应彻底加热，煮透后食用。

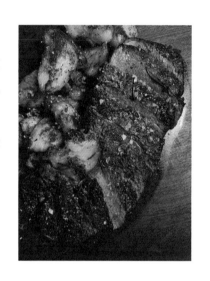

· 饮食卫生 ·

食物出锅后应尽快吃掉，夏秋季节常温下存放不应超过2小时。剩菜剩饭不宜贮存太久，低温贮存食品必须回锅加热处理，加热后食物中心温度至少70℃。

· 贮存环节 ·

食品应贮存在60℃以上或5℃以下，同时要贮存在密闭容器里，避免老鼠、蟑螂、苍蝇等的污染，注意生熟和新鲜、剩余食物分开贮存。冰箱要定时清洁。

· 良好的卫生习惯 ·

强调"**手卫生**"：饭前便后洗手，收拾完生的禽、肉、鱼之后，再次洗手后方可接触其他食品。在外就餐使用公筷公勺。

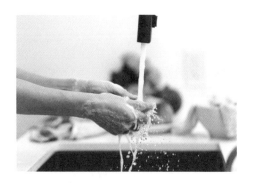

推荐大家方便记忆的预防措施——"**食品安全五要点**"，如下图所示：

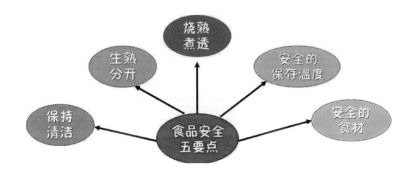

❉ 需重点防范沙门氏菌 ❉

沙门氏菌是我国主要的食源性致病菌之一，其血清型别极多。人和动物都有可能被感染。人感染沙门氏菌后，常会出现发热、呕吐、腹泻、腹痛等胃肠道症状，严重的可引起脱水、休克，甚至引发败血症。我国每年都会有沙门氏菌感染的病例和暴发事件发生。

监测数据显示，近期嘉兴市哨点医院食源性腹泻病例中沙门氏菌阳性检出率呈上升趋势。提醒各位小伙伴，注意防范哦！

嘉兴市的沙门氏菌感染病例以鼠伤寒沙门氏菌和肠炎沙门氏菌较为常见。鼠伤寒沙门氏菌感染病例，发病前吃的可疑食品，以肉及肉制品、水果居多（各20%左右），水产品和蛋类也有一定比例（各10%左右）；肠炎沙门氏菌则可疑食品种类较多。

沙门氏菌可以全年无休地污染食品、危害人类健康，夏秋季是它最活跃的季节。它通常寄居在人和动物的肠道内。除了水果和蔬菜，它也喜欢污染肉、奶、蛋及其制品等。哈密瓜表皮裂缝、生猪肉、生鸡蛋中都有可能藏有沙门氏菌，稍有不慎，你就可能中招。

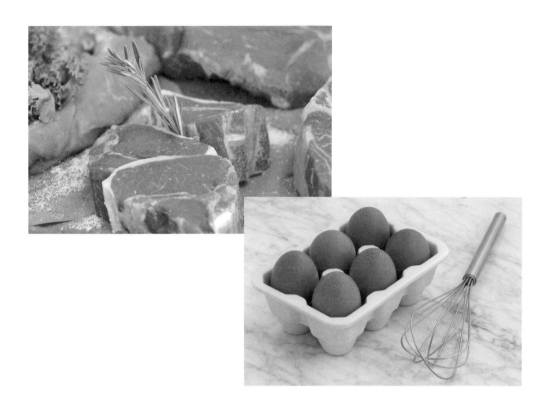

    应对绝招：我们只要重视手卫生，遵循世界卫生组织提出的**"食品安全五要点"**，沙门氏菌就掀不起风浪啦！

第二节　真菌篇

我省进入毒蘑菇中毒高发季节　专家提醒：路边的蘑菇你不要采！

浙江省疾病预防控制中心　孙亮　张荷香　2019-06-24

近期我省雨水丰富、气温升高，各类野生菌生长繁殖旺盛，我省已进入毒蘑菇中毒高发季节。毒蘑菇中毒常常危及生命，是造成食源性疾病死亡的主要原因。

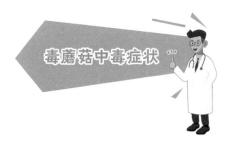

目前全世界有超过1000种毒蘑菇，我国有超过520种。不同种类的毒蘑菇中毒症状不一样，可分为急性肝损害型、急性肾衰竭型、胃肠炎型、神经精神型、溶血型、横纹肌溶解型和光过敏性皮炎型7种类型。其中，我省主要的剧毒蘑菇中毒症状类型有急性肝损害型、急性肾衰竭型和横纹肌溶解型3类。

·急性肝损害型·

由含有鹅膏肽类毒素的一些毒蘑菇种类引起，食用后出现恶心、呕吐、腹痛、腹泻等胃肠炎症状，潜伏期大于6小时，一般9～15小时。胃肠道症状消失后1～2天内无明显症状，容易给患者造成康复的假象，故称"假愈期"，假愈期过后，病情迅速恶化，肝功能异常，凝血功能障碍，多器官功能衰竭，严重者5～8天死亡。

· 急性肾衰竭型 ·

在我省主要由鹅膏属的一些物种引起，食用后8～12小时出现呕吐、腹痛、腹泻等消化道症状，从误食到肝肾损害一般为1～4天。表现为急性肾小管间质肾病，少尿或者无尿，严重时可出现肾功能衰竭、尿毒症，严重者4～6天死亡。

· 横纹肌溶解型 ·

由亚稀褶红菇引起。潜伏期短，一般十几分钟到两三个小时，会出现恶心、呕吐、腹痛、腹泻等胃肠炎症状，之后表现出血尿或血红蛋白尿，肌肉痉挛性疼痛，肌酸激酶（CK）急剧增加。最典型的症状是横纹肌溶解，最后导致急性肾功能衰竭。中毒严重者12小时后就会死亡。

另外，误食毒蘑菇后，引起的精神症状主要为流涎、流泪、潮热、谵妄、精神错乱、幻视幻听等，如抢救及时死亡率低。

6～10月是浙江省野生菌生长的旺盛期。因毒蘑菇种类繁多，其鉴定需要丰富的专业生物分类学知识，即使有采摘食用习惯的人员也很难识别。

浙江省疾控中心提醒

对于野生蘑菇，最好是不采、不买、不卖、不食，以防中毒。

如果食用野生蘑菇后，出现恶心、呕吐、剧烈腹泻、腹痛和视力模糊等症状，就应该高度怀疑是野生蘑菇中毒，必须马上就医，否则可能会错失最佳治疗期。

如在中毒初期症状出现缓解时，仍应在医院积极接受治疗，观察一段时间，确保病情稳定好转。

不认识毒蘑菇？来，一起看看下面的图片见识一下吧。

浙江省常见毒蘑菇
（珍爱生命、远离毒菇）

当心中毒！

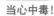
当心中毒！

灰花纹鹅膏
（肝损害型）
Amanita fuliginea

裂皮鹅膏
（肝损害型）
Amanita rimosa

条盖盔孢菌
（肝损害型）
Galerina sulciceps

苔藓盔孢菌
（肝损害型）
Galerina hypnorum

肉褐鳞环柄菇
（肝损害型）
Lepiota brunneoincarnata

亚稀褶红菇
（横纹肌溶解型）
Russula subnigricans

角鳞灰鹅膏
（神经精神型）
Amanita spissacea Imai

拟卵盖鹅膏
（肾衰竭型）
Amanita neoovoidea

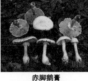
赤脚鹅膏
（肾衰竭型）
Amanita gymnopus

假褐云斑鹅膏
（肾衰竭型）
Amanita pseudoporphyria

红托鹅膏
（神经精神型）
Amanita rubrovolvata

土红鹅膏
（神经精神型）
Amanita rufoferruginea

假残托鹅膏
（神经精神型）
Amanita pseudosychnopyrmis

橘黄裸伞
（神经精神型）
Gymnopilus spectabilis

热带紫褐裸伞
（神经精神型）
Gymnopilus dilepis

环带斑褶菇
（神经精神型）
Panaeolus cinctulus

苏梅岛裸盖菇
（神经精神型）
Psilocybe samuiensis

翘鳞蛋黄丝盖伞
（神经精神型）
Inocybe squarrosolutea

细褐鳞蘑菇
（胃肠炎型）
Agaricus moelleri

覆瓦网褶菌
（胃肠炎型）
Pseudomerulius curtisii

墨汁拟鬼伞
（胃肠炎型）
Coprinopsis atramentaria

纯黄白鬼伞
（胃肠炎型）
Leucocoprinus birnbaumii(Corda) Sing

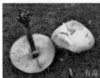
青褶伞
（胃肠炎型）
Chlorophyllum molybdites

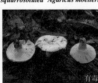
日本红菇
（胃肠炎型）
Russula japonica

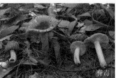
点柄黄红菇
（胃肠炎型）
Russula punctipes

近江粉褶菌
（胃肠炎型）
Entoloma omiense

穆雷粉褶菌
（胃肠炎型）
Entoloma murrayi

淡红粉末牛肝菌
（胃肠炎型）
Pulveroboletus subrufus

日本网孢牛肝菌
（胃肠炎型）
Heimioporus japonicus

丛生垂暮菇
（胃肠炎型）
Hypholoma fasciculare

晶粒小鬼伞
（胃肠炎型）
Coprinellus micaceus

大丛耳菌
（胃肠炎型）
Wynnea gigantea

爪哇盖尔盘菌
（胃肠炎型）
Galiella javanica

浙江大学生命科学学院食药用菌研究所
以上标本和图片采集于浙江省，照片由林文飞拍摄。标本保存于浙江大学生物教学实验中心（大型真菌标本实验室）。
制作人：林文飞 林子健　联系方式：13372563996　邮箱：wenhui33@126.com

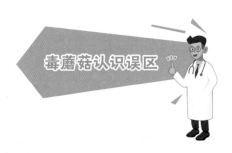

毒蘑菇认识误区

➤ 鲜艳的蘑菇有毒，颜色普通的蘑菇没毒。

错！不能简单根据颜色与形状区别蘑菇是否有毒，比如褶孔牛肝菌是颜色鲜艳的食用菌，而灰白色的灰花纹鹅膏是毒蘑菇。

➤ 长在潮湿处或家禽粪便上的蘑菇有毒，长在松树下等清洁地方的蘑菇无毒。

错！干净的树下一样可以长毒蘑菇，比如鹅膏、口蘑、红菇中一些有毒种类也可以生长在松林中。

➤ 毒蘑菇跟银器、生姜、大米、生葱一起煮，液体变黑有毒，颜色不变则无毒。

错！"银针验毒"是小说和电视剧中的情节，可以验砷化物，比如砒霜、硫化物，但蘑菇毒素多为生物碱，不能与银器发生化学反应，不会产生颜色变化。

➤ 有分泌物或受伤变色的蘑菇有毒。

错！有不少毒蘑菇受伤后，不分泌乳汁，也不变色。而有的食用菌，比如多汁乳菇，可以分泌液体并变色。

➤ 被虫叮咬过的蘑菇没有毒。

错！许多剧毒的鹅膏成熟后同样会生蛆、生虫。

➤ 表面粗糙、突起，菌柄有环或有菌托的是有毒的蘑菇。

错！许多毒蘑菇看起来很普通，比如剧毒的亚稀褶红菇。

➤ 毒蘑菇有土豆或萝卜味，无毒蘑菇为苦杏或水果味。

错！蘑菇的气味不仅和品种有关，也和生长的环境有关，毒蘑菇和无毒蘑菇光靠气味无法分辨。

➤ 毒蘑菇做熟就没有毒了。

错！毒蘑菇毒素、毒性稳定且耐热，一般烹调方法根本无法破坏，加入其他的作料，比如大蒜、生姜等，也不能破坏毒素。

我以前年年在这棵树上采蘑菇都没有中毒。

错！曾经有一家四口人全部被毒蘑菇毒死，就因为他们年年在同一棵树采同一种蘑菇，从来没有出现问题，但是偏偏有一年可能采到了与以前吃的蘑菇相似的剧毒蘑菇导致中毒，造成惨剧。

"家有厨房"之路边的蘑菇不要采

温州市疾病预防控制中心　刘倩倩　林丹　2019-07-10

夏天来了，雨水充沛，很多植物经过雨水的滋润都活跃了起来，树枝上新芽已越发茂盛；绿油油的小草迫不及待地伸展了四肢；路边的小花苞也渐渐露出了笑脸。与此同时，树根旁、枯枝上也有一群圆圆的小脑袋露了出来。

今天，多多和老师同学们一起去公园里游玩，小朋友们在公园里感受户外绿色植物散发出的新鲜气息。杨老师看到多多和几个小朋友蹲在树边不知道在干什么，上前问多多："多多，你在干什么呀？"

多多抬起小脑袋，开心地说："杨老师，这里有好多小蘑菇呀，我最喜欢吃蘑菇了，我想采一些回去，可以么？"

杨老师突然收起笑容，严肃地说："多多，这些蘑菇不能吃，赶紧扔到垃圾桶里，记得等会吃午饭前洗一下小手。"

多多听话地把蘑菇都扔进了垃圾桶里，好奇地问："为什么不能吃？这不就是我们平时吃的蘑菇么？"

杨老师摸了摸多多的脑袋，把其他小朋友都叫了过来，说道："蘑菇是一个大家族，它有上千种不同的种类，有些是没有毒的，但是很多是有毒的。它们有些往往长得差不多，甚至相似到就算是专业的人都不能轻易分辨。吃了毒蘑菇会使我们感到恶心、肚子痛或者拉肚子，更严重的会危害到我们的生命。所以为了保护我们的生命健康，只要是路边采的蘑菇一律不能吃。"

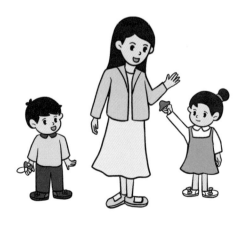

其中有个小朋友说："杨老师，我爷爷告诉过我'色彩鲜艳的是有毒的，色彩不鲜艳的是没有毒的'，这是真的吗？"

杨老师摇了摇头，说："这是错误的观念。有些灰白色的蘑菇是毒蘑菇，有些色彩鲜艳的蘑菇是可以吃的，用这个方法分辨蘑菇是不科学的。不仅如此，很多人认为长在干净地方的蘑菇是没有毒的，这也是错误的。"

多多举起小手问："那有没有什么办法让毒蘑菇变成没有毒的？妈妈说很多食物生的时候是有毒的，烧熟了就变成没有毒的了，这是真的吗？"

杨老师说："毒蘑菇里的毒素比较顽强，加热是不能破坏它的。"

多多拍了拍自己的胸口，说："幸好老师告诉了我，今天我又学到了知识，谢谢老师，我回去要赶紧告诉爸爸、妈妈、爷爷、奶奶，让他们千万不要吃路边或野外采的野生蘑菇了。"

疾控专家解说

春夏季到来，雨量充沛，野生蘑菇生长繁殖旺盛，我市已进入毒蘑菇中毒高发季节。因毒蘑菇种类繁多，鉴定需要非常丰富的专业知识，即使有采摘食用习惯的人员也很难识别。切勿采食野生蘑菇，以免发生误食中毒。

吃完蘑菇后如果感到不适，出现恶心、头晕、呕吐、幻视、幻听等症状应立即前往医院治疗；如果来不及就医，应立即采用简易的方法进行催吐、洗胃、灌肠等处理，并尽快到医院进行诊治。

听说丽水又有勇者以身试毒？

丽水市疾病预防控制中心　柳金涛　2020-06-09

　　5月29日浙江官宣入梅，在雨水增多、气温升高、湿热的环境下，丽水各类野生菌生长繁殖旺盛，一大拨野生蘑菇来袭！不少吃货抵挡不住"舌尖上的诱惑"，化身"中华美食小当家"，最终却成了"以身试毒者"，躺在了医院的病床上。

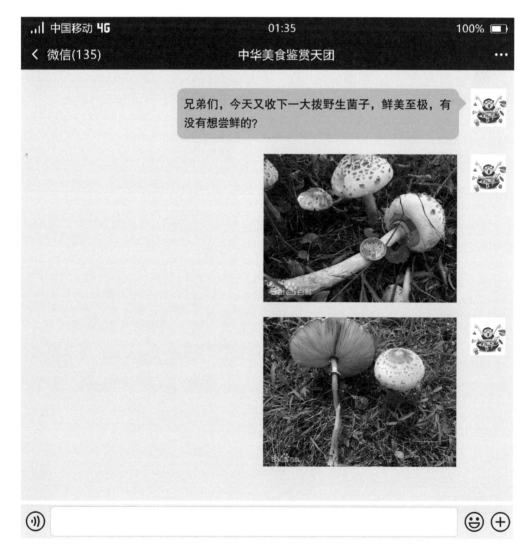

< 微信(135) 　　中华美食鉴赏天团　　 ・・・

 有有有，这等好事怎能少了我呢！马上来！

 这是什么菌？会不会有毒呀？

怕什么？这菌子我家世世代代都吃，难道还会骗你不成？

 听说最近有好几起蘑菇中毒事件呢！

哎呀！只要做到三熟，各种美味野生菌尽管吃，绝对没问题。

 什么三熟？哪三熟啊？

这都不知道？第一，对野蘑菇种类要熟：咱农村人世世代代、祖祖辈辈都吃，哪些有毒哪些无毒我一眼就能看出来。

第二，烹饪时要烧熟：那些吃蘑菇出事了的肯定是没烧熟，咱们只要多煮煮就没问题啦。

第三，去医院的路要熟：万一真有啥事，咱赶紧去医院打点滴就是了，不会有什么大问题的。

 对对对，你说得有道理，烧好等我，我也来了！

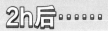

 [输入框] 😊 ⊕

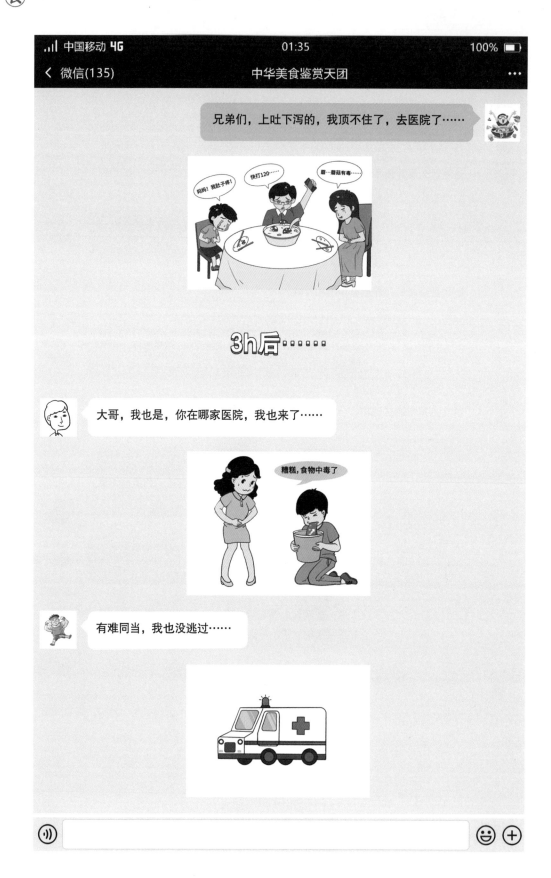

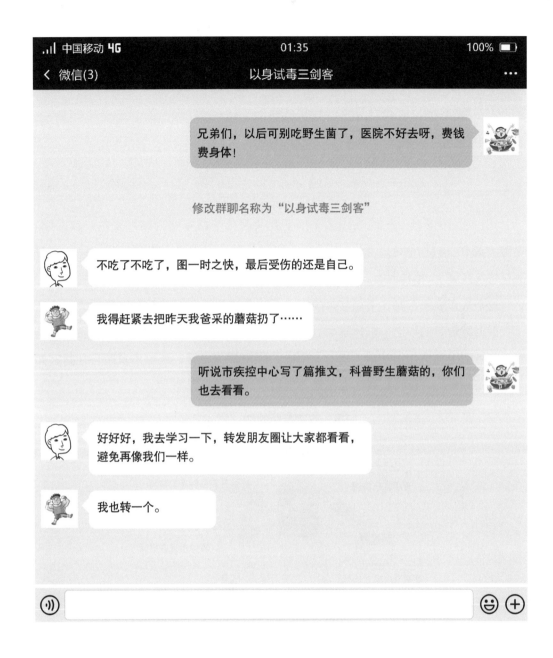

今年6月，我市已连续发生两起误食毒蘑菇（大青褶伞）中毒事件，造成6人送医，所幸的是该蘑菇毒性较低，患者主要表现为消化道症状，经治疗后恢复正常。但毒蘑菇中毒危害不可小觑，我市每年都有数十人因误食毒蘑菇中毒，2018年甚至有人中毒身亡。

由于毒蘑菇种类繁多，就算是常年采菌的有经验者也无法百分之百地鉴别出来。因此对于我们普通市民来说，预防毒蘑菇中毒最有效的方法就是**不采、不买、不卖、不食野生蘑菇**！

蘑菇中毒，让你笑不停

金华市疾病预防控制中心　申屠平平　2020-07-02

　　6月初，磐安县某村民在山上采摘了几朵蘑菇带回家吃，结果发生一起悲剧。吃完大概10～15分钟后，就出现了恶心症状，随后出现了全身蚁行感（感觉全身都有蚂蚁在爬），精神亢奋，手舞足蹈，大笑不止。

　　这不是在表演喜剧，不是在抒发内心无比喜悦的心情，这是野生蘑菇中毒了。

　　根据毒蘑菇的形态、临床症状，确定是一种含裸盖菇素的毒蘑菇。误食此类菇后，除可能出现消化道症状（恶心、呕吐、腹泻等）之外，还可出现精神症状，如上述村民一样的兴奋、狂躁，有些还可能出现幻视、幻听等。

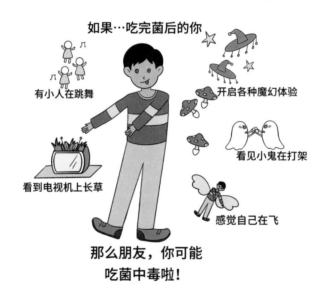

　　1～6月，我市已报告25人误食野生蘑菇中毒，家庭内多人误食中毒的事件有5起。蘑菇中毒多以急性胃肠炎为主。目前我市雨水充沛、气候湿热，适合野生蘑菇的生长，误食野生蘑菇中毒的事件也时有发生。毒蘑菇中毒，可防可控。

　　让我们来仔细说道说道毒蘑菇的那些事吧。

毒蘑菇，又称毒蕈或真菌，是指人食用后出现中毒症状的大型真菌。目前，我国已报道的毒蘑菇种类达520多种。

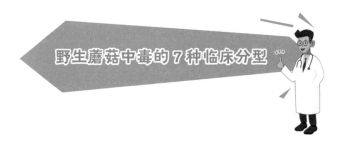

· 急性肝损害型 ·

中毒症状明显表现出4个阶段：潜伏期、胃肠炎期、假愈期和内脏损害期。

假愈期： 经过恶心、呕吐、剧烈腹痛、腹泻等胃肠症状后，症状消失，近似恢复，但实际肝功能酶和胆红素上升，肾功能开始恶化。

· 急性肾衰竭型 ·

典型中毒进展可分4个阶段：潜伏期、肾损前期、肾损期、恢复或后遗症期。**潜伏期越短，中毒越严重。**

· 胃肠炎型 ·

误食此类毒蘑菇后，大多数在15分钟至2小时出现症状，主要表现为恶心、呕吐、腹绞痛、腹泻。可能会伴有焦虑、发汗、畏寒和心跳加速等症状。

· 神经精神型 ·

除出现消化道症状外，精神症状如兴奋、狂躁、幻视、幻听等可为主要表现，同时可伴有瞳孔缩小、多汗、唾液增多、流泪等症状。**预后多良好。**

· 溶血型 ·

除消化道症状外，可出现腰部疼痛、无力、深褐色尿、贫血、肝脾肿大等急性溶血症状，严重溶血可致肾功能衰竭，甚至死亡。

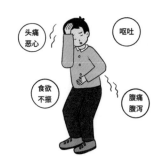

· 横纹肌溶解型 ·

导致此类中毒最常见的毒蘑菇是亚稀褶红菇。误食后，除出现消化道症状外，可伴有乏力、肌肉痉挛性疼痛、明显的腰背痛、血尿或酱油色尿液。生化指标表现为肌酸激酶急剧上升。

· 光过敏性皮炎型 ·

潜伏期较长，一般1～2天发病。主要表现为"日晒伤"的红、肿、热、刺痒、灼痛。

梅雨季节，小心这种致命的食物中毒

湖州市疾病预防控制中心　袁瑞　2021-06-10

接下来的湖州，将开启阴雨连绵的黄梅天，湿答答、黏糊糊的天气，正利于野生蘑菇的生长。

此时，美食爱好者可能认为，野生蘑菇营养丰富，味道鲜美，采来烧个汤、炒着吃，一定很不错，然而事实是，我国常见的4000余种野生菌中，毒蘑菇有520余种。

多种毒蘑菇和可食用蘑菇形态极其相似，即使菌类专家都很难用肉眼辨识，极易因误采误食而中毒。别以为颜色鲜艳才有毒，很多毒蘑菇长得朴实无华。

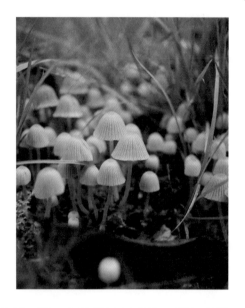

毒蘑菇含有多种毒素，毒性强烈，可损害肝、肾、心脏及神经系统，误食毒蘑菇极易造成残疾甚至死亡。

一个中等大小的有毒鹅膏菌或亚稀褶红菇足以让一个成年人死亡。

目前毒蘑菇中毒尚无特效疗法。

案例 误食毒蘑菇男孩不幸去世

2020年8月27日，山东淄博7岁的圆圆（化名）因误食家人采摘的毒蘑菇中毒。救治中，圆圆每天需要血滤和血浆置换。由于血浆需求量大，血液库存告急，因此，当地血库中心于9月6日发出紧急招募令，呼吁爱心市民积极献血以挽救圆圆。在不到两天的时间里，就有425名爱心人士捐献所需AB型全血15.2万毫升。遗憾的是，经过15天的全力抢救，圆圆还是因为不可逆的多脏器功能衰竭，离开了这个世界。

6～10月是野生菌生长旺盛期，也是误食野生毒蘑菇中毒的易发高发季节。近年来，我市每年均有毒蘑菇病例报告，为了您和家人的生命安全，请远离野生蘑菇，做到**不采、不买、不卖、不食用**。

万一误食了怎么办?

✓ 催吐或导泻：在中毒者神志清楚的情况下尽快催吐，把胃内容物呕吐出来，以减少毒素吸收，减轻中毒程度。腹泻较轻微的可少量服用泻剂，加快毒素排除。

✓ 立即就医：中毒后应立即到正规医院救治或拨打120急救电话。

✓ 保留毒蘑菇样本供专业人员救治参考：最好将食用的蘑菇拍照并携带进食的剩余蘑菇样品，以便专业人员鉴定蘑菇种类，确定有效的治疗措施和判断预后。

特别提醒

✓ 误食6小时以后才出现呕吐、腹泻等症状的，可能是剧毒的鹅膏中毒，一定要及时到大医院就诊。

✓ 误食10分钟至2小时内出现症状，最初表现为胃肠道症状，24小时后出现肌肉酸痛、呼吸急促困难、酱油色尿液，生化指标肌酸激酶急剧上升的，可能是致命的亚稀褶红菇中毒，一定要及时到大医院就诊。

健康千万条，预防第一条。为了生命安全，请远离毒蘑菇。

梅雨至，毒蘑菇又出来害人了

浙江省疾病预防控制中心 徐小民 2021-06-18

　　我省自5月以来，雨水增多，2021年第一例肝毒性致命毒蘑菇中毒事件发生在5月28日，为灰花纹鹅膏中毒。6月10日，浙江官宣入梅。每年的梅雨季节，温湿度等气候条件特别适合鹅膏菌和褐鳞环柄菇等肝毒性致命毒蘑菇生长。

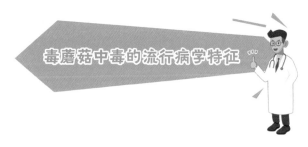

毒蘑菇中毒的流行病学特征

　　误食肝毒性毒蘑菇中毒不仅是国内，也是浙江省内病死率最高的食源性疾病。

　　我省食源性疾病暴发监测资料显示，自2015年以来，毒蘑菇致死病例达16例，且多数为肝毒性毒蘑菇中毒，时间集中在每年的5月下旬到7月下旬。浙江发现的肝毒性致命毒蘑菇主要为灰花纹鹅膏、裂皮鹅膏、淡红鹅膏和褐鳞环柄菇，**中毒最多的为灰花纹鹅膏和裂皮鹅膏**，其中2020年和2021年引起首例肝毒性中毒的均是灰花纹鹅膏。

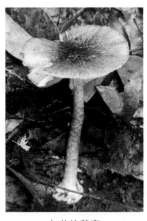
灰花纹鹅膏

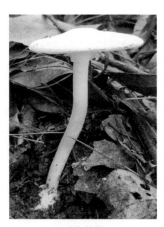
裂皮鹅膏

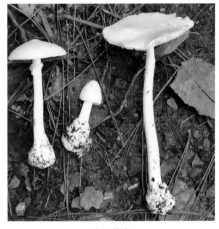

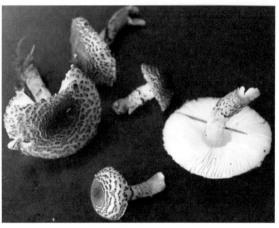

淡红鹅膏　　　　　　　　　　　　　褐鳞环柄菇

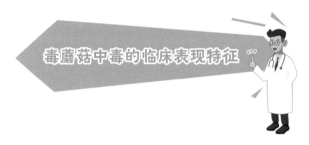

毒蘑菇中毒的临床表现特征

潜伏期： 指吃了毒蘑菇到最初出现发病症状的时间。致命的肝毒性毒蘑菇中毒潜伏期较长，一般超过6小时，且中毒48小时内仅表现为恶心、呕吐、腹痛、腹泻等普通胃肠炎症状，容易误诊而错过最佳抢救治疗期。

假愈期： 指在出现胃肠炎症状的1～2天后会出现症状消失或缓解的假愈期，而在中毒2～3天之后，才会出现急性肝损伤。**此类中毒的最佳治疗时机是肝损伤之前，** 但很多患者受假愈期的迷惑，一直拖到出现急性肝损伤症状时才去医院，错过最佳抢救期。

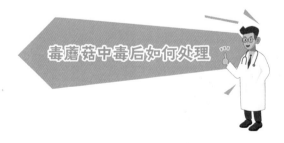

毒蘑菇中毒后如何处理

肝毒性毒蘑菇中毒目前没有特效药，**但中毒早期（36小时内）的排毒治疗能有效降低死亡率，因此，早发现、早诊断、早治疗是预防此类毒蘑菇中毒死亡的关键。**

如果吃过野生蘑菇，且24小时内出现中毒症状的，请不要拖延，一定要**第一时间就医**。

同时**应主动告知医生曾吃过野蘑菇**，有图片或剩余野蘑菇也请主动出示，必要时请家属协助采集患者吃过的野蘑菇，以方便医生诊断。

首诊医生在发现野蘑菇中毒病例时，应第一时间联系当地疾控部门协助鉴定病因，采集并妥善保存剩余食物、血液和尿液样本以便疾控部门开展实验室检测确证。

郑重提醒

非专业人士很难从外表或以民间流传的土法来分辨毒蘑菇，以往的中毒案例也告诉我们，即使是常吃野蘑菇的"老司机"也难逃中毒的厄运。

所以，**请不要自行采摘、不要买卖、不要食用野蘑菇，不要"以身试毒"**。

又有8人吃这个东西中毒了

浙江省疾病预防控制中心　孙亮　2021-07-29

据浙江省食源性疾病监测网显示，7月21～28日，我省湖州德清、宁波鄞州及杭州淳安共发生了三起剧毒亚稀褶红菇中毒事件，均为自行采集野生菌误食亚稀褶红菇中毒。目前重症病例均在抢救中。

亚稀褶红菇是我省野生菌中毒病死率较高的毒菌之一，夏秋季7～9月为中毒高发季节。目前正值亚稀褶红菇生长旺盛期，省疾控中心提醒，谨防剧毒亚稀褶红菇中毒！

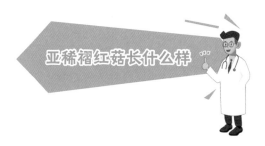

菌盖直径6～12cm，表面呈灰白色、浅灰色至煤灰黑色，成熟后向上反卷，边缘无条棱，中部常下陷，显漏斗状。菌肉呈白色，受伤后变红色。下图均为近年来我省亚稀褶红菇中毒事件中的毒蘑菇样品。

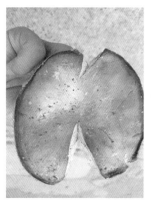 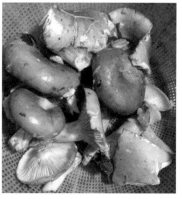

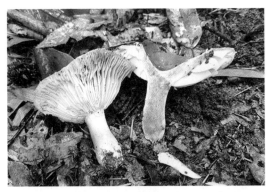
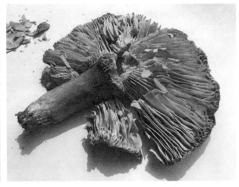

亚稀褶红菇中毒的临床表现特征

潜伏期短，一般10分钟至2小时；早期出现恶心、呕吐、腹泻、腹痛等胃肠炎症状，重症病人在胃肠炎期后发展为横纹肌溶解，生化指标表现为肌酸激酶（CK）急剧升高，出现肌肉痉挛性疼痛，胸闷、心悸，呼吸急促困难。有些病人出现少尿或者无尿，血尿或血红蛋白尿，酱油色尿液，会出现急性肾功能衰竭甚至死亡。中毒后恢复期长达几个月。

郑重警示

市民一般很难从外观形态上将亚稀褶红菇与无毒的野生食用菌区分开来。因此，**预防亚稀褶红菇中毒的最佳办法是不要采食野生蘑菇！**

如不慎误食，应尽快就医，并进行催吐、洗胃和导泻，减少体内毒素存留。因目前尚无特效解毒剂，只能对症治疗。严重者及时进行血液净化治疗，可降低病死率。

下图为浙江省常见毒蘑菇图：

浙江省常见毒蘑菇
（珍爱生命、远离毒菇）

当心中毒！　　　　　　　　　　　　　　　　　　　　当心中毒！

灰花纹鹅膏（肝损害型）*Amanita fuliginea*
裂皮鹅膏（肝损害型）*Amanita rimosa*
条盖盔孢菌（肝损害型）*Galerina sulciceps*
苔藓盔孢菌（肝损害型）*Galerina hypnorum*
肉褐鳞环柄菇（肝损害型）*Lepiota brunneoincarnata*
亚稀褶红菇（横纹肌溶解型）*Russula subnigricans*

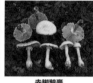

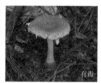

欧氏鹅膏（肾衰竭型）*Amanita oberwinklerana*
拟卵盖鹅膏（肾衰竭型）*Amanita neoovoidea*
赤脚鹅膏（肾衰竭型）*Amanita gymnopus*
假褐云斑鹅膏（肾衰竭型）*Amanita pseudoporphyria*
红托鹅膏（神经精神型）*Amanita rubrovolvata*

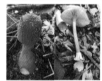

土红鹅膏（神经精神型）*Amanita rufoferruginea*
假残托鹅膏（神经精神型）*Amanita pseudosychnopyrmis*
橘黄裸伞（神经精神型）*Gymnopilus spectabilis*
热带紫褐裸伞（神经精神型）*Gymnopilus dilepis*
环带斑褶菇（神经精神型）*Panaeolus cinctulus*

苏梅岛裸盖菇（神经精神型）*Psilocybe samuiensis*
翘鳞蛋黄丝盖伞（神经精神型）*Inocybe squarrosolutea*
细褐鳞蘑菇（胃肠炎型）*Agaricus moelleri*
覆瓦网褶菌（胃肠炎型）*Pseudomerulius curtisii*
墨汁拟鬼伞（胃肠炎型）*Coprinopsis atramentaria*
白小鬼伞（胃肠炎型）*Coprinellus disseminatus*

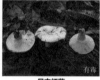
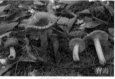

青褶伞（胃肠炎型）*Chlorophyllum molybdites*
日本红菇（胃肠炎型）*Russula japonica*
点柄黄红菇（胃肠炎型）*Russula punctipes*
近江粉褶菌（胃肠炎型）*Entoloma omiense*
穆雷粉褶菌（胃肠炎型）*Entoloma murrayi*

淡红粉末牛肝菌（胃肠炎型）*Pulveroboletus subrufus*
日本网孢牛肝菌（胃肠炎型）*Heimioporus japonicus*
丛生垂暮菇（胃肠炎型）*Hypholoma fasciculare*
晶粒小鬼伞（胃肠炎型）*Coprinellus micaceus*
大丛耳菌（胃肠炎型）*Wynnea gigantea*
爪哇盖尔盘菌（胃肠炎型）*Galiella javanica*

中国疾病预防控制中心 职业卫生与中毒控制所　　浙江大学生命科学学院 食药用菌研究所　　吉林农业大学　　浙江省疾病预防控制中心　　中国菌物学会　联合宣传 2021年06月

扔掉？or 吃掉？

浙江省疾病预防控制中心 许娇娇 2022-05-11

闷雷一个接一个，夏天的热浪也让霉菌们蠢蠢欲动。随着气温一天天升高，新买的水果似乎没放几天就会发霉，这可愁坏了许多人。

灵魂提问：烂了一小部分的水果，扔掉还是吃掉？！

"扔了！"

"可是，只是烂了一部分，剜掉烂的部分行不行？"

"吃掉！"

"会不会有毒？吃得似乎有点膈应……"

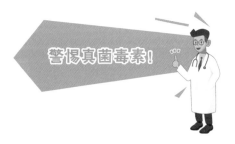

每一个新鲜的水果表面都可能围绕着一群饥渴的微生物，最常见的就是真菌。水果的发霉腐烂，主要就是由它们引起。真菌甚至会入侵果肉并大量繁殖，造成果肉腐烂。同时会在潮湿、阴暗等合适的条件下产生非常危险的毒素，也就是常说的真菌毒素。

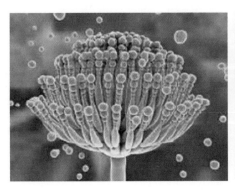
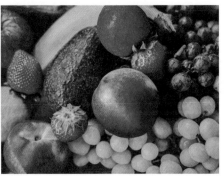

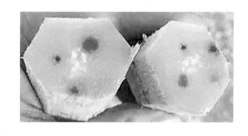

水果中常见且值得警惕的真菌毒素包括展青霉素、赭曲霉毒素A以及链格孢霉菌素。

展青霉素具有生育、致癌和免疫毒性，会造成神经麻痹、肾功能衰竭。

赭曲霉毒素A具有肝肾毒性。

链格孢霉菌素是近十年来果蔬中真菌毒素研究的热点，能污染多种新鲜水果及其制品，具有致癌、致畸、致突变和细胞毒性。

除此之外，还有节菱孢霉菌毒素，可能存在于腐坏的"红心"甘蔗中，会导致胎儿畸形；黄曲霉毒素 B_1，可能存在于长期存放的葡萄干、无花果干等果干中，为Ⅰ类致癌物。

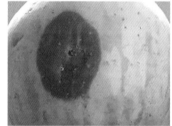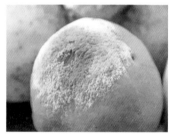

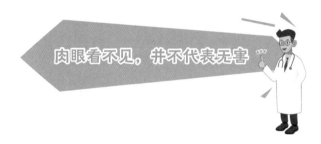

肉眼看不见，并不代表无害

浙江省疾控中心理化毒理所曾做过关于新鲜水果和腐烂水果中真菌毒素污染比较的实验。

工作人员自市场购买新鲜、无机械损伤的柑橘、苹果和葡萄三种新鲜水果。选购产品一分为二，其中一部分立刻取可食用部分，检测里面常见的几种真菌毒素；另一部分在室温条件下放置，观察到表面出现腐烂病斑后取样并检测。

检测结果显示：无腐烂病斑的新鲜水果样品中均未检出真菌毒素，而放置出现腐烂病斑后的水果样品中则检出展青霉素和链格孢霉菌素。其中，展青霉素的检出浓度接近《食品安全国家标准　食品中真菌毒素限量》（GB 2761—2017）中的限量值50 μg/kg。

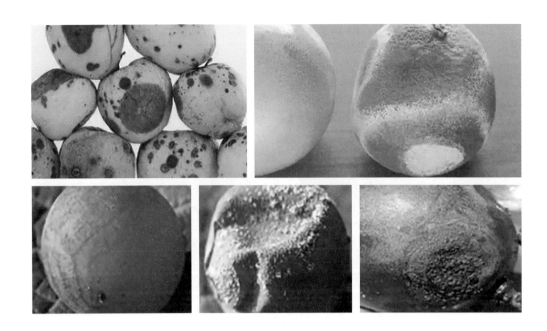

可能有人会抱着侥幸心理：那我削掉腐烂的部分，剩下的是不是就没有问题了呢？

科学研究结果告诉你，千万不要小瞧真菌毒素的肆意能力。

曾有实验显示：一颗桃子其腐烂部分真菌数量达8.25万，未腐烂部分真菌数量也达5.31万。显然，**只要水果发生腐烂，即便是好的部分，其真菌数量仍不可小觑。**

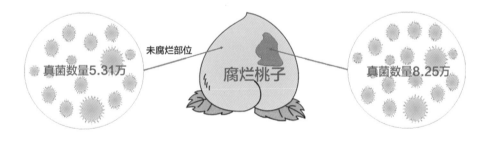

另外某大学曾对腐烂苹果中的展青霉素做过更加详细的研究。

结果表明：苹果腐烂的面积越大，其中展青霉素的含量越高；且展青霉素还会向苹果的周围组织扩散，距离腐烂部位越远展青霉素的含量越低，距离越近含量越高，并且其含量会随着腐烂部位直径的增加而增加。一颗腐烂的苹果，其展青霉素几乎会扩散至整个苹果。

所以，一旦水果腐烂，都不建议食用。

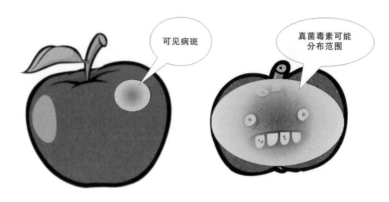

　　节俭虽是美德，但莫因小失大。喜欢吃水果的小伙伴们，可以少买勤买，趁新鲜尽早食用哦。

白伞灰伞才是要命的伞

浙江省疾病预防控制中心　徐小民　2022-06-14

　　近3年，浙江省杭州、宁波、温州等9个地市有肝毒性、肾毒性和横纹肌溶解症毒性的致命毒蘑菇中毒事件共22起，中毒54人，死亡11人，死亡率高达20.4%。

　　最致命的肝毒性毒蘑菇主要为裂皮鹅膏、灰花纹鹅膏和褐鳞环柄菇，肾毒性毒蘑菇主要为鳞柄白毒伞、拟卵盖鹅膏、赤脚鹅膏和假褐云斑鹅膏，横纹肌溶解症毒性毒蘑菇为亚稀褶红菇。

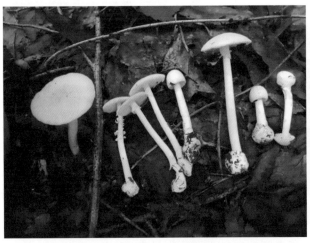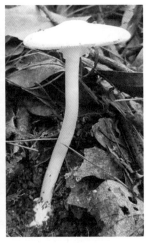

裂皮鹅膏（肝毒性）

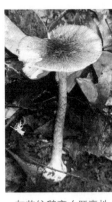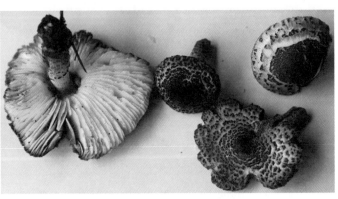

灰花纹鹅膏（肝毒性）　　　　　　褐鳞环柄菇（肝毒性）

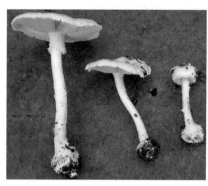
鳞柄白毒伞（肾毒性）

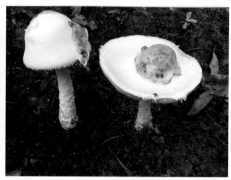
拟卵盖鹅膏（肾毒性）

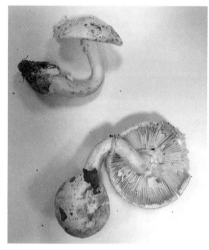
赤脚鹅膏（肾毒性）

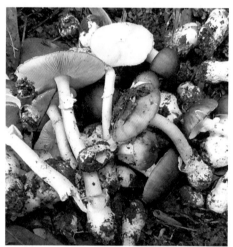
假褐云斑鹅膏（肾毒性）

这些要命的野蘑菇不管叫什么名字，从外形上看均为"白伞伞"和"灰伞伞"，与网络传言"躺板板"的"红伞伞"出入较大，哪怕是资深吃菇群众也无法分辨有毒还是无毒。每年都有资深吃菇老饕中毒躺下后再也没有站起来。

对于毒蘑菇，白伞灰伞才是要命的伞。

不管是哪种蘑菇中毒，很多最初都只表现为呕吐、腹泻等普通胃肠炎症状，后期才会根据野蘑菇品种的不同，出现不同的中毒症状，但当出现其特殊的严重症状时，往往过了最佳治疗期，**延误治疗**是目前野蘑菇中毒死亡率居高不下的主要原因。

一旦吃了野蘑菇，不管出现什么中毒症状，请第一时间前往医院就诊，请医生和疾控专家帮助鉴别中毒类型。就诊时请主动告知医生曾吃过野蘑菇，有图片或剩余野蘑菇也请主动出示，必要时请家属协助采集患者吃过的野蘑菇，以方便医生诊断。

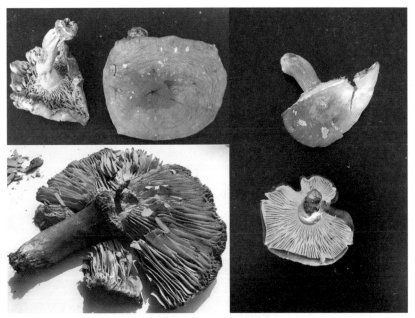

亚稀褶红菇（横纹肌溶解症）

　　首诊医生在发现野蘑菇中毒病例时，建议第一时间联系当地疾控部门协助鉴定病因，采集并妥善保存剩余食物、血液和尿液样本，以便疾控部门开展实验室检测确认。

　　对于毒蘑菇中毒病人，早发现、早诊断、早治疗的"三早"原则是有效控制和降低毒蘑菇中毒死亡率的关键。

　　雷雨阵阵，浙江梅雨季即将来临，野蘑菇进入生长旺季，食客请管好自己的嘴巴。珍惜生命，坚持**不采、不买、不吃**的"三不"原则，远离野蘑菇，是预防中毒最有效的方法。

孤勇者or菇勇者？

宁波市疾病预防控制中心　蒋丹捷　董莹　2022-07-04

要说今年最火的歌曲是什么？那必然是陈奕迅的《孤勇者》无疑了！随便走在大街上唱一句，立马就能和路上的小朋友们"对上暗号"。近期，这首改编版的《菇勇者》也火了。

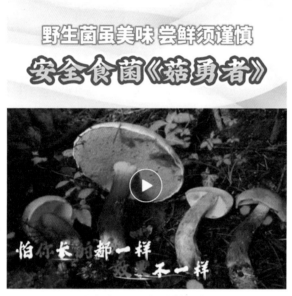

视频来源：云南广播电视台

这首歌曲的走红，也说明当下正是蘑菇中毒的高发季节。每当6～8月，雨水增多，野生蘑菇便进入生长旺季。人们为尝鲜或是猎奇，常常自己去树林里采摘，稍不留神就容易中毒。

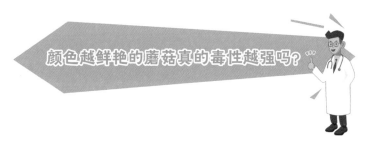

颜色越鲜艳的蘑菇真的毒性越强吗？

蘑菇是一类真菌，因其烹饪后味道鲜美，营养价值高，而成为舌尖上的美食，深受大家喜爱。

目前世界上已知的菌类达到14000多种，多种毒蘑菇和可食用蘑菇形态极其相似，如果没有足够的相关专业知识很难辨别出哪些蘑菇是有毒的、哪些蘑菇是没有毒的。

虽然民间一直流传着"颜色越鲜艳的蘑菇毒性越强"的说法，但这并没有科学依据。

你以为的毒蘑菇是这样的：

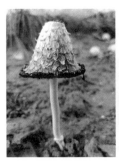 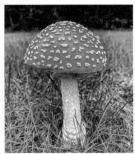 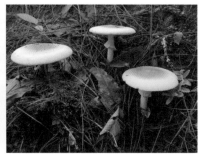

实际上的毒蘑菇，可以长这样：

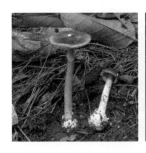 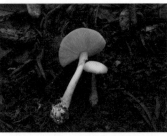 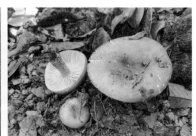

所以，仅根据颜色与形状不能简单判定蘑菇是否有毒。

比如牛肝菌属、红菇属、鸡油菌属中很多颜色鲜艳的蘑菇是美味的食用菌，而外观为灰白色的灰花纹鹅膏却是容易引起误食的剧毒蘑菇。

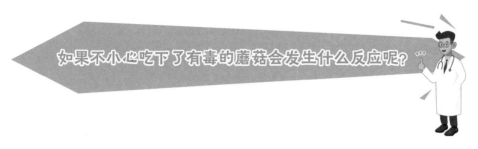

如果不小心吃下了有毒的蘑菇会发生什么反应呢？

食用毒蘑菇后，比较轻的会引起恶心、呕吐、腹痛、腹泻，有的还伴随精神症状，严重的还会发生肝脏、肾脏损害，最严重的甚至会危及生命。

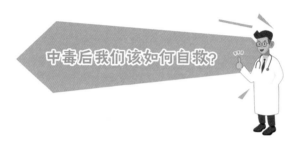

中毒后我们该如何自救？

· 自我催吐 ·

在发现自己有毒蘑菇中毒的症状后，第一时间要进行自我催吐，可以采取用手指伸进喉咙的方法催吐，尽可能地把吃下去的毒蘑菇吐出来。

· 补充水分 ·

催吐完后，要记得大量补水。一是防止反复催吐导致身体脱水出现休克的情况；二是起到稀释毒性的作用，为接下来的抢救争取更多的时间。

· 及时拨打急救电话 ·

在做这些自救措施的同时，要及时拨打急救电话，并带上导致自己中毒的蘑菇一起去医院。这样医生看到了毒蘑菇，了解了它的毒性后，可以更快地进行专业的配套救治。

最好的办法就是，不自行采食野生蘑菇，不吃来历不明或猎奇而得的蘑菇。想吃菌类，就去正规市场购买或去正规餐馆品尝。

第三节　有毒动植物篇

地瓜籽有毒千万别乱吃

温州市疾病预防控制中心　王黎荔　2015-06-05

2015年5月底，温州某地发生一起误食地瓜籽的食物中毒事件，6人在食用地瓜籽后均出现不同程度恶心、呕吐、全身无力和四肢发麻等中毒症状。

温馨提示

地瓜籽中毒患者抢救应争分夺秒，如有人误食地瓜籽应立即送医院治疗。

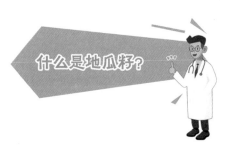

什么是地瓜籽？

地瓜籽即地瓜种子，又称地瓜米，呈黄褐色、黄绿色、暗红色，形态如黄豆，略扁平，味甜。地瓜籽含有鱼藤酮、豆薯酮及豆薯素等有毒物质，主要用来制作杀虫剂、捕鱼的制剂等，忌食。

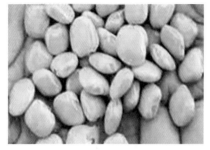

未成熟的地瓜籽

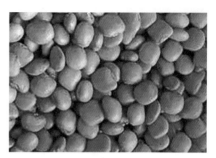

成熟的地瓜籽

地瓜在我国南方各地均有种植，因地瓜籽毒性强，如有留种需要，请做好种子的储藏工作，避免误食地瓜籽引起的食源性中毒。

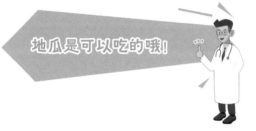

地瓜是可以吃的哦！

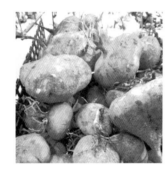

地瓜又称葛薯、凉薯、豆薯和沙葛等，是豆科豆薯属的草质藤本植物，在我国南方及西南地区普遍栽培，取其地下块根供食用，味甜多汁，生熟食均可。

预防食源性疾病需牢记下面六点

☑ 不吃变质、腐烂的食品，不吃病死的禽畜肉。

☑ 不生吃海鲜、河鲜、肉类等。

☑ 生熟食品应分开放置和操作。

☑ 加工食品时煮熟煮透。

☑ 不吃河鲀鱼、生的四季豆、发芽土豆、霉变甘蔗，不吃野生蘑菇和来历不明的食物等。

☑ 不吃被有毒有害化学物质或放射性物质污染的食品。

"八角"不止八个角？别吃，小心有毒！

温州市疾病预防控制中心　王黎荔　2017-09-14

　　近日，温州市某医院收治了两例恶心、呕吐的病人，其中一例病人甚至出现了抽搐的症状，询问病史，发现他们是吃了"八角"烧的鱼出现了不适，所幸经过救治并无大碍。八角是我们烹调中经常用到的一种香料，他们吃了怎么就中毒了呢？原来，他们吃的不是真正的八角，而是一种和八角极像的植物：莽草子。

　　小编带大家来认识一下八角和莽草子。

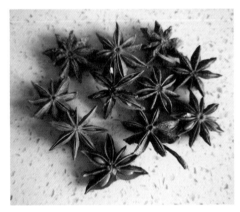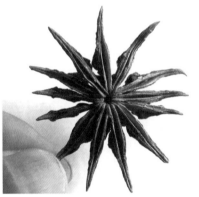

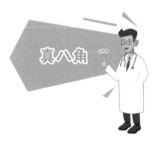

　　八角又叫大料，是八角茴香科八角属的一种植物，是著名的调味香料，有7～9个蓇葖果（我们所称的"角"），最常见的是8个蓇葖果，放射状排列在中轴上。蓇葖果先端钝或钝尖呈鸟喙状，上缘多开裂。质硬而脆，外表面红棕色，有不规则皱纹，内表面淡棕色，平滑而有光泽。气芳香，味辛、甜。

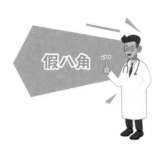

假八角实为莽草果实，约由10~13个大小不等的蓇葖果组成，放射状排列于中轴上。蓇先端渐尖而向内弯曲成倒钩状。果皮较薄，外表面红褐色，背面粗糙，沿腹缝开裂。气弱而特异，味淡，久尝有麻舌感，有剧毒。如少量食入，会有头晕、恶心、呕吐的症状，大量食入，会产生四肢抽搐、口吐白沫等类似癫痫的症状，严重时会引起心脏衰竭并致死。

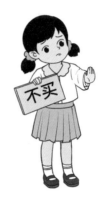

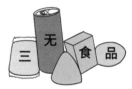

小贴士

鉴于八角和莽草子的以上差异，我们在选购八角时，怎样才能避免买到假八角呢？

☑ 看形状。八角一般8个角，且果实个体丰满，角尖较平缓；超过10个角的为莽草子，果实一般不会露出来，果瓣不会张开，每个角的尖会上翘，像是鹰钩。

☑ 闻气味。八角气味芳香，莽草子气味特异。

☑ 看颜色。八角颜色红棕色，有光泽，莽草子颜色无光泽。

☑ 看价格，如果购买的八角价格明显低于同一市场价格较多，谨防买到掺假的八角。

☑ 不要买市场上粉碎好的八角粉，以防有假。可以挑选八角回家自己磨粉。

赤潮来袭，慎食贝壳类海产品

舟山市疾病预防控制中心　李鹏　2018-06-12

近期我省及周边海域已进入赤潮高发期，可能会造成贝壳类海产品受污染，引起贝类毒素中毒。舟山市疾控中心提醒广大市民提高防范意识，谨慎选购、食用贝壳类海产品，一旦出现身体不适，尽快就医。

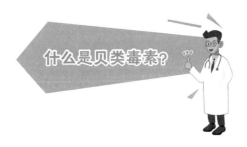

什么是贝类毒素？

当近海海域的水体富营养化，藻类疯长，就会引起赤潮。贝类本身不产毒，但若食用有毒藻类或者与有毒藻类共生则会被毒化，产生贝类毒素，这些毒素会聚积其体内，尤其是内脏部分。贝类毒素对贝类本身没有致病作用，大多数贝类可在赤潮停止后三周内将毒素分解或排泄掉。一些常见的贝类生物，如扇贝、牡蛎、淡菜、蚬子、带子等就是贝类毒素中毒的高风险食物。

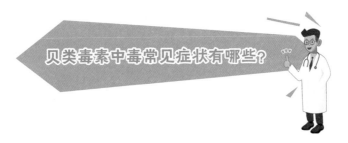

贝类毒素中毒常见症状有哪些？

目前，贝类毒素有四大类，不同毒素引起的症状有所不同。

麻痹性贝类毒素（PSP）会导致出现四肢肌肉麻痹、头痛恶心、流涎发烧、皮疹等症状，严重的会导致呼吸停止，仅 0.5 mg 就能使人丧命。

腹泻性贝类毒素（DSP）会引起恶心、呕吐、腹痛、腹泻等症状。

神经性贝类毒素（NSP）会产生以神经麻痹为主的中毒症状。

记忆缺损贝类毒素（ASP）能够导致头晕、眼花，短时期内失去记忆力。

麻痹性贝类毒素是一种分布极广、毒性极强的海洋生物毒素。几乎全球沿海地区都有过麻痹性贝类毒素中毒致死的报道。近年来，我国东南沿海地区多次发生因食用染毒的贝类而引起消费者中毒甚至死亡的事件。

麻痹性贝类中毒潜伏期短，仅数分钟至30分钟。开始唇、舌、指尖麻木，继而腿、臂和颈部麻木，然后运动失调。有的伴头痛、头晕、恶心、呕吐，最后出现呼吸困难。膈肌对此毒素特别敏感，重者2～24小时因呼吸麻痹而死亡。病程超过24小时者，预后良好，目前尚无特效解毒药物，仅提供对症治疗和支持疗法。

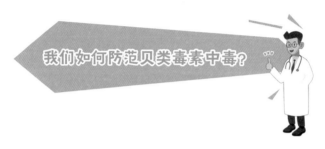

我们如何防范贝类毒素中毒？

各经营企业、餐饮单位、消费者在购买贝类等水产品时，应选择去大型、正规的超市或市场购买，不要采捕和购买食用野生的贝类，尽量避免购买来自赤潮地区的贝类。

食用贝类等海产品后，一旦出现恶心、呕吐、腹泻和腹部绞痛、四肢肌肉麻痹等症状，须立即就医，并告知医生食物暴露史。

特别提醒

煮、蒸、炸的烹饪方法未必能消除毒素，所以发生赤潮期间请谨慎食用贝类海鲜。

又到河鲀产卵季，警惕野生河鲀鱼中毒！

浙江省疾病预防控制中心　孙亮　2019-03-12

当前正是河鲀鱼的产卵季节，此时有毒野生河鲀鱼毒性最强，是河鲀鱼中毒的高发季节。由于野生河鲀肉味鲜美，自古以来就有"拼死吃河鲀"的说法，我国沿海地区每年均有因食用河鲀鱼而导致中毒的事件发生。2019年，我省又有渔民捕食野生河鲀鱼而中毒。

浙江省疾病预防控制中心提醒大家：**不要食用野生河鲀鱼！**

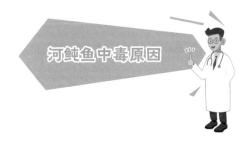

河鲀鱼中毒是因为食用了含有足以引起中毒剂量河鲀毒素的河豚鱼而引起。河鲀鱼中河鲀毒素的多少与河鲀鱼的种类、捕获季节等因素有关，不同种类的河鲀鱼的河鲀毒素含量差别很大，有的河鲀鱼属于剧毒级别，食用少许就可引起中毒甚至死亡，故河鲀鱼中毒被认为是世界上最严重的海产物种食物中毒。河鲀鱼的不同部位毒素含量差异很大，有毒河鲀鱼的肝、脾、胃、卵巢、卵子、睾丸、皮肤以及血液均含有河鲀毒素，其中以卵和卵巢的毒性最强。部分鱼种的肌肉也有弱毒。

注意：河鲀毒素毒性很稳定，煮沸后仍具活性，炒、煮、盐腌、日晒等方法均不能破坏其毒性。

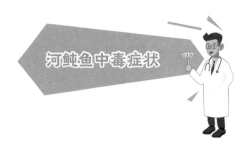

一般进食后20分钟～3小时发病。

第一阶段（中毒最初表现）：口唇、舌尖、指端麻木，步履蹒跚，头痛、腹痛（如醉酒样），剧烈呕吐等胃肠道症状（也有不出现呕吐的情况）。

第二阶段（不完全运动麻痹）：运动麻痹是河鲀毒素中毒最特异的表现之一，步行困难、不能运动、不能弯腰坐下而要横卧。

第三阶段（完全运动麻痹）：骨骼肌肉完全松弛，全身无力，甚至连指尖也不能动，语言不能表达意志；血压显著下降，呼吸窘迫，心前区疼痛，指甲、嘴唇等出现明显的青紫症，吞咽困难。

第四阶段（意识消失）：临终时突然意识不清，随即呼吸麻痹，血压急速下降，心脏继续短周期搏动，最后死于呼吸循环衰竭。

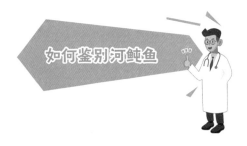

河鲀鱼大多数种类均为特有的豚形，身体浑圆，头胸部大，腹尾部小；背上有鲜艳的斑纹或色彩，体表无鳞，光滑或有细刺，有上下各两枚明显的门牙。

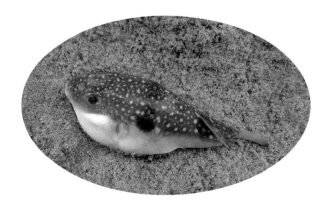

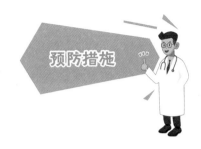

特定品种的河鲀鱼在人工养殖条件下，按严格的河鲀鱼安全生产加工规范操作，一般不会引起河鲀毒素中毒，故我国采取"有条件放开养殖红鳍东方鲀和养殖暗纹东方鲀加工经营"的政策，即我国规定：

市场上流通的河鲀鱼必须来源于经农业农村部备案并公布的河鲀鱼源基地，且经中国水产流通与加工协会和中国渔业协会河鲀鱼分会审核通过的加工企业加工的包装产品。

产品包装上附带可用于追溯的二维码，并标明产品名称、执行标准、原料基地及加工企业名称和备案号、加工日期、保质期、保存条件、检验合格信息等内容，同时应提供同批次产品检验合格证明。

禁止加工经营所有品种的野生河鲀鱼，禁止经营养殖的河鲀活鱼和未经加工的河鲀整鱼。

因此，消费者应提高自我防范意识，购买鱼类时应注意辨别，从合法渠道购买定型包装的河鲀鱼产品并查看标签标识。切不可抱有侥幸心理，贪食野生河鲀鱼。

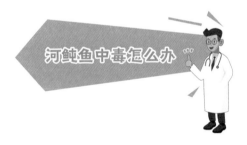

若因不慎误食不符合食品安全标准的河鲀鱼而出现头晕、呕吐、口唇及手指麻木、全身无力等中毒症状，应立即采取催吐的措施来减少毒素吸收（如已发生呼吸中枢衰竭禁用），同时赶紧前往医院救治。

长"眼睛"的土豆

温州市疾病预防控制中心　蔡圆圆　2019-04-29

晚上，营营妈妈在厨房准备晚饭，乖巧的营营在旁边帮妈妈择菜。

营营看到置物架上的几个土豆长了好几只"眼睛"，有的"眼睛"上还长出了长短不一的茎叶，她连忙和妈妈说："妈妈，快看，这几个土豆长'眼睛'了！"

妈妈停下手中的活，过来看看这长"眼睛"的土豆。

妈妈说："营营，这'眼睛'啊，是土豆发芽了。"

营营说："妈妈，土豆为什么会发芽呢？"

妈妈说："这几个土豆是爸爸上个星期买的，加上春天来了温度比较高，又潮湿，土豆容易发芽。"

营营说："那我们今天晚餐还能炒土豆丝吃吗？"

妈妈说："这土豆发芽后呀，吸引了虫子来吃它的嫩芽，土豆为了抵御虫子会产生大量有毒的东西，这种有毒的东西叫作龙葵素。如果我们吃了大概两三颗鹌鹑蛋大小的发芽土豆，就可能会中毒。中毒症状轻的话会出现舌头瘙痒、恶心呕吐、腹痛、腹泻；如果中毒症状重的话会脱水、血压下降、昏迷抽搐；更严重的还会出现呼吸中枢麻痹而导致死亡。所以说，这几个土豆我们晚上是不能吃了。"

营营问："妈妈，我们不能把这些'眼睛'削掉再吃吗？"

妈妈说："不是不行，但是我们不知道龙葵素具体在土豆里是怎么分布的，万一我们吃了这几个发芽土豆中毒了，就得不偿失了。"

营营说："妈妈，那我们晚上炒什么蔬菜呀？"

妈妈打开冰箱，拿出了四季豆，说："今天晚上妈妈炒个四季豆吧。这四季豆和土豆一样，天生也带有一

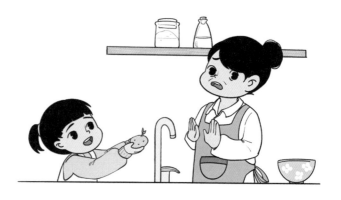

些有毒的东西，生的四季豆中含有皂苷和植物血细胞凝集素，对人体的消化道有强烈的刺激性，还会对红细胞产生破坏，所以在烧的时候要加热彻底，否则毒素没有被破坏，吃了就容易引起中毒。妈妈通常都会在炒之前先焯水，然后烧熟煮透，再端上餐桌给你们吃。"

妈妈想了想又说："营营，你知道还有什么食物变样了或者没烧熟是不能吃的吗？"

营营摇摇头："妈妈，我不知道，你快告诉我呀！"

妈妈说："比如奶奶很喜欢吃的甘蔗，如果发霉、发红了，就千万不能吃了；野外的蘑菇，我们不能随便采摘，因为它们有可能就是毒蘑菇，每年都有发生误采毒蘑菇食用而中毒的报道；鲜黄花菜必须用水浸泡或用开水烫后弃水炒煮再吃。"

营营点点头："妈妈，我知道了，今天学到了好多知识啊，明天可以去学校和我的同学分享！"

疾控专家解说

土豆中含有龙葵素，是一种有害的生物碱。发芽、变绿的土豆，龙葵素含量剧增，人吃了轻者恶心、腹痛，重者可出现生命危险。建议不要食用。除此之外，生四季豆、鲜黄花菜、未煮透的豆浆、野生蘑菇，以及霉变的甘蔗、花生米、瓜子等食物均不同程度含有毒素，希望大家能提高警惕，防止食物中毒。

苦味蒲瓜吃不得

温州市疾病预防控制中心　张秀尧　2019-07-03

蒲瓜（葫芦瓜），是一种人们夏日爱吃的爽口时令蔬菜，有清心热、润心肺、除烦渴、利小肠、利水消肿、通淋散结等功效，但可能很多人不知道食用发苦的蒲瓜会引起食物中毒。苦味蒲瓜中含有葫芦素 B，此为引起中毒的苦味成分。

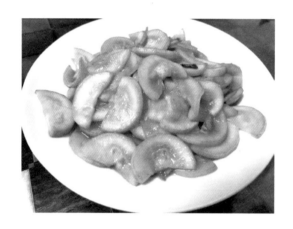

葫芦素 B 属四环三萜类化合物，是葫芦素中毒性较高的一种，主要分布于葫芦科南瓜属植物中。食用后会引起中毒，轻者肠胃不适，出现恶心、呕吐、腹泻等症状，重者会呕血、便血、肝肾功能损害，严重时甚至会导致死亡。

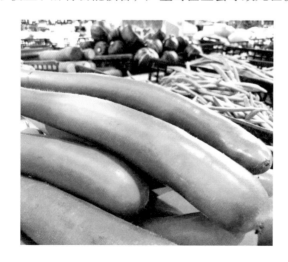

　　人们喜爱的瓜果类蔬菜，如蒲瓜、丝瓜、南瓜、甜瓜、黄瓜、西瓜、香瓜等都属于葫芦科南瓜属植物的果实。经人类长期的选种培育，日常食用的葫芦科瓜果蔬菜不含葫芦素类成分，可正常食用。但是如果有基因突变、生长过程中受异常气候及土壤等因素影响或者品种杂交时，会产生葫芦素。此类瓜果有苦味，外形与正常瓜果无区别，只有在食用时才发现。因此，人们食用葫芦瓜、丝瓜等瓜果，若发现味苦，请不要食用，以免中毒。若有误食可催吐并及时就医。

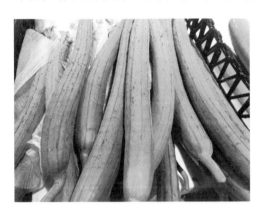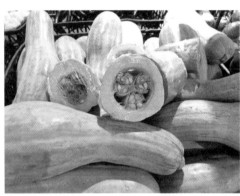

别贪图那丝丝绿意，吃得安全才是正道

金华市疾病预防控制中心　申屠平平　2020-05-09

目前，复工、复产、复学等都在有序开展，生活、工作、学习都逐步走上正轨。大家在继续做好新型冠状病毒肺炎疫情防控的同时，也不能忽视食品安全。

案例

2020年3月下旬某日，某工厂几名工人吃过午饭不久就出现了恶心、呕吐、腹痛等症状。是什么东西吃坏了吗？还是别的……

经过一番细致的询问调查，原来是中午食堂大锅炒的四季豆没烧熟，用工人自述的话来说，就是"又老又生"。医院给予对症治疗后，工人们的症状很快缓解，第二日又上班了。"可不想再遭这样的罪了，难受啊！"老张说。

四季豆是老百姓普遍喜好的时令蔬菜。生的四季豆中含有皂苷、血球凝集素、胰蛋白酶抑制剂等。其中，皂苷对人体肠道有强烈刺激性，是四季豆引起中毒的主要因素。四季豆中毒一般发生在集体用餐单位，中毒的严重程度与食用量多少及个人体质有关。四季豆中毒无特效药，重在预防。

预防要点

☑ 预防四季豆中毒最简单且科学的方法之一就是将四季豆烧熟焖透，如四季豆看起来已没有生四季豆的绿色，吃起来也没有豆腥味。

☑ 对于厨师（工），尤其是集体用餐单位，要加强食源性中毒性疾病预防知识的学习和培训。

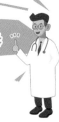

常见的因误食或操作不当引起的植物中毒

· 野生蘑菇中毒 ·

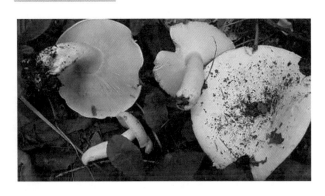

近两年，因误食有毒野生蘑菇引起中毒的事件，在我市每年的5~8月也时有发生。野生蘑菇种类繁多，形态多样，一些在普通人心目中具有相同或极相似外观形态特征的蘑菇，有的是可以食用的，而有的又是剧毒的，因此对于非专业人士来说，很难从外观形态上区分哪些是有毒的，哪些是无毒的。野生蘑菇中毒的症状因毒素成分的不一样，可分为7种类型，即急性肝损害型、急性肾衰竭型、胃肠炎型、神经精神型、溶血型、横纹肌溶解型、光过敏性皮炎型。目前，野生蘑菇中毒无特效解毒剂，以对症及支持性治疗为主，胃肠炎型、神经精神型、光过敏性皮炎型预后较好。

预防要点

不采、不买、不卖、不食不认识的野生蘑菇。

· 钩吻中毒 ·

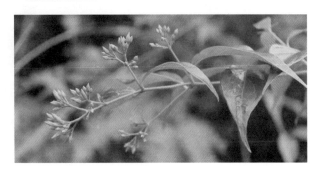

钩吻，是马钱科植物胡蔓藤的全草，在浙江省内分布的是中国钩吻，别名有断肠草、野葛、大茶药等。钩吻常被误认为金银花，从而误食引发中毒。误食后在数分钟至2小时内即可出现症状，如头晕、眼花、视物模糊、吞咽苦难、呼吸困难等。目前，钩吻中毒无特效解毒剂。如发生中毒，应及时就诊，进行催吐、洗胃及支持性治疗。

预防要点

非专业人士，不要随意采食山上的植物。

· 毒芹中毒 ·

毒芹又名野毒芹、毒人参和芹叶钩吻，全株含毒。由于毒芹的叶与花和水芹很像，故容易将毒芹误当水芹食用而中毒。毒芹中毒潜伏期短，半小时至1小时就会出现黏膜刺激症状，如口唇起疱，口、咽、胃部烧灼感，恶心、呕吐等，继而出现头晕、头痛、四肢麻痹等神经系统症状。治疗以对症及支持性治疗为主。

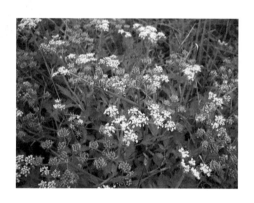

预防要点

应注意识别毒芹与水芹的形态特征，避免误食而引起中毒。

· 鲜黄花菜中毒 ·

鲜黄花菜中含有秋水仙碱。秋水仙碱本身无毒，但是进入人体后可被氧化成二秋水仙碱这种有毒物质。鲜黄花菜中毒，多因烹调不当引起。中毒潜伏期短，有的人10分钟即可出现头痛、头晕、恶心、呕吐、腹痛、腹泻等症状。治疗以催吐、洗胃和对症处理为主。

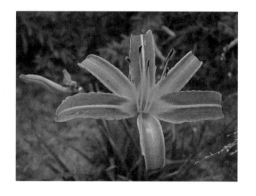

预防要点

☑ 烹调黄花菜要先用开水焯一下，然后用清水浸泡2~3小时，再煮熟食用。

☑ 鲜黄花菜采摘后先晒干，食用前浸泡，再烹调加工。

· 苦蒲瓜中毒 ·

蒲瓜，又名瓠瓜、葫芦，属葫芦科，其味甘甜，是夏季老百姓餐桌上常见的瓜类蔬菜。据报道，品种间杂交引起遗传性变化，或是蒲瓜生长过程中瓜藤被破坏，或在生长环境条件不良，如低温、高温干旱又不及时灌溉、氮肥供应不足等情况下，可出现苦蒲瓜。苦蒲瓜有一股很重的苦味，

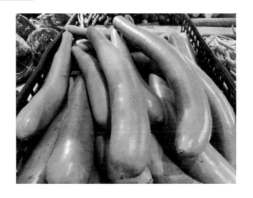

产生苦味的物质为苦葫芦素，这种毒素受热后不易被破坏分解，食用后就可能导致食物中毒。潜伏期较短，误食后10来分钟就可以出现恶心、呕吐、头晕、腹痛腹泻等症状。症状较轻的人，无须治疗可自愈，症状较重的人一般经催吐、洗胃、补液等对症治疗后可痊愈。

预防要点

☑ 在烹饪蒲瓜前，可先尝一下蒲瓜两蒂，如果有苦味，就丢弃不吃。

☑ 烧熟的蒲瓜，如果吃起来有苦味，不要为了节约或者所谓的"清凉解毒"继续食用，请果断丢弃。

1个葫芦瓜，放倒3个人！衢州疾控提醒：这些"问题"蔬菜吃不得

衢州市疾病预防控制中心　赵士光　黄鹏　2020-06-21

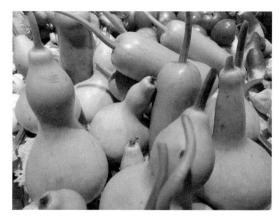

夏天来了，葫芦瓜已纷纷上市，成了居民餐桌上的常见佳肴。但吃葫芦瓜可要小心，一旦吃到有毒的"苦葫芦瓜"就危险了……

2020年6月15日，衢州市常山县青石镇余先生从市场购买来葫芦瓜，做了一道大菜"米粉油炸葫芦瓜片"，可在食用时发现，瓜的味道极苦。3人食用葫芦瓜半小时后陆续出现腹痛、恶心、呕吐、腹泻等症状，余先生老婆因吃得较多当晚就住进了常山县人民医院，所幸经过对症治疗后病情得以好转。余先生儿子"怕吃苦"未食用苦葫芦瓜，侥幸躲过一劫。

余先生家里剩余的苦葫芦瓜和病人血样经浙江省疾病预防控制中心理化所徐小民博士检测，均检出了有毒物质葫芦素，并且苦葫芦瓜中葫芦素的浓度达到了150 mg/kg，食用后足以引起中毒。徐博士在处理苦葫芦瓜样品时品尝了一小片，嘴巴苦了整整一上午。

千万记住！遇到葫芦瓜发苦，要果断丢弃！

一般来说，葫芦科的蔬菜水果经过人类的长期选育，已经很少或不产生葫芦素，没有苦味了。但是一些基因突变、种植条件不佳或者品种杂交时，还是会产生

葫芦素，产生苦味。苦葫芦瓜与我们平时食用的葫芦瓜外形相似，广大居民在食用葫芦瓜前可用舌尖舔一下去皮的葫芦瓜肉，如果有苦味，就有毒，要果断丢弃，不可食用。

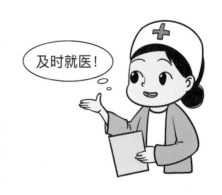

及时就医！

苦葫芦瓜中毒病人的主要症状为恶心、呕吐、腹胀、腹痛、腹泻、头痛、头昏等，在食用苦葫芦瓜后0.5～3.5小时发病。目前无针对苦葫芦瓜中毒的特效治疗药物，主要是通过催吐、洗胃和对症处理。广大居民一旦发现葫芦瓜有苦味，千万不要食用。万一误食发生中毒，应马上催吐、大量饮水并尽早就医。

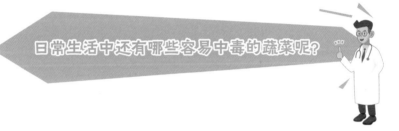

日常生活中还有哪些容易中毒的蔬菜呢？

· 发芽马铃薯 ·

有毒成分为龙葵素。在食用后数分钟至数小时发病，主要表现为咽部瘙痒、发干，胃部烧灼、恶心、呕吐、腹痛、腹泻，伴头晕、耳鸣、瞳孔散大。平时马铃薯要贮存在干燥阴凉处。食用前挖去芽眼、削皮，烹调时加醋。

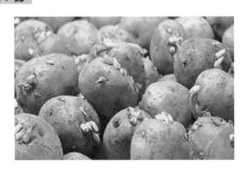

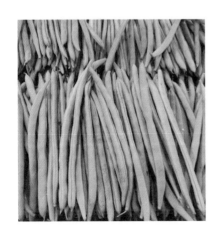

· 四季豆 ·

有毒成分为皂苷、植物血细胞凝集素。食用后1～5小时出现恶心、呕吐、腹痛、腹泻、头晕、出冷汗等。四季豆加工时要煮熟煮透，要失去原有的绿色才行。

· 鲜黄花菜 ·

有毒成分为秋水仙碱。食用后0.5~4
小时后出现呕吐、腹泻、头晕、头痛、口
渴、咽干等。鲜黄花菜食用前须用水浸泡
或用开水烫后弃水炒煮后食用。

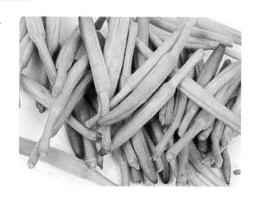

警惕！别以为它就是一个普通的芋头！

平湖市疾病预防控制中心　张道根　2021-04-06

"我以为它就是一个普通的芋头，没想到它竟然是'砒霜'，要是知道它这么毒，给我多少钱我也不会去吃。"家住平湖市新埭镇旧埭村的谢先生在接受调查时嘴里一直重复着这句话。

究竟是怎么一回事？一个普通的芋头怎么就让谢先生说它是"砒霜"呢？

2021年3月30日晚，谢先生妻子宋女士将种于自家后院的"芋头"洗净切块后，放入电饭锅中蒸熟。在吃完晚饭后，宋女士尝了一块感觉口舌发麻，立马将其吐出，接着止不住地流口水，双唇肿胀。谢先生以为妻子是在开玩笑，于是也尝了一块，竟没想到同样感到口舌发麻、双唇肿胀。夫妻俩这才意识到问题的严重性，立马去平湖市第一人民医院就诊。所幸谢先生夫妻俩在感觉口舌发麻后立即将其吐出，在医院对症治疗后病情有所好转。

原来，谢先生种在自家后院的"芋头"并不是普通的芋头，它的学名叫"海芋"。

这株海芋由谢先生朋友从老家带来送给谢先生，但朋友并未告知这是观赏性植物，不能食用，这才差点酿成了大祸。

海芋是一种观赏性植物，能改善小气候，减弱噪声，涵养水源，调节湿度。常有人误将海芋当作芋头食用。海芋含有的皂毒甙，会导致神经麻痹，情况严重可发生窒息和心脏停跳。

仔细观察就能发现两者之间的不同：外观方面，首先海芋的叶子中心有紫色的点，而芋头没有；海芋叶子颜色较深，芋头相对较淡；从根茎上看，前者较粗大，后者比较短。

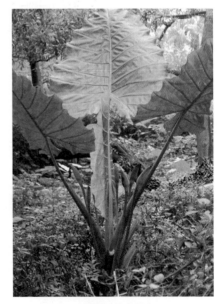

（摄影：陈少平）

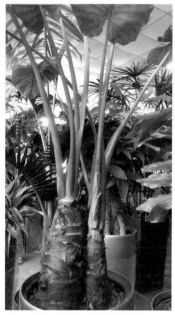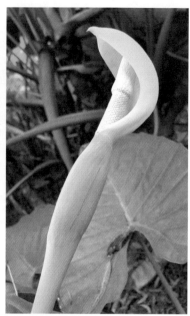

（摄影：陈少平）

海芋有毒，常被当作芋艿或香芋误食。近些年来，这种例子屡屡发生。

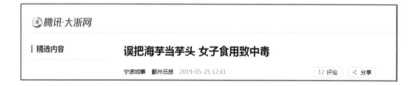

其中毒表现主要为：

皮肤接触其汁液会发生瘙痒或者强烈刺激。

经口摄入会出现舌喉发热发痒、肿胀、流涎、肠胃热痛、恶心、呕吐、腹泻、出汗、惊厥、头痛、心悸；严重者窒息、心搏骤停而死。

汁液溅入眼内可引起严重结膜炎，甚至失明。

在此，市疾控中心提醒广大市民，预防海芋中毒，需注意以下几点：

若将海芋作为盆栽赠予他人，请务必告知赠予对象这是观赏性植物，切记只能观赏，不能食用。

有小孩的家庭慎养海芋作为盆栽，除了担心小孩贪玩误食海芋外，海芋汁液也有毒，若不慎溅到小孩皮肤或者眼睛，后果也相当严重。

不随便采摘食用野外的芋头，建议去正规市场购买人工种植的芋头，且一定要煮熟后才能食用。

温馨提示

若眼睛或皮肤不慎接触海芋汁液，需及时用清水冲洗，以不少于15分钟为宜。如果还是感觉有眼睛刺激或皮肤瘙痒等不适，需及时就医；若不慎误食海芋出现消化道症状或神经系统症状，请立即就医，并保留剩余食物，以便医生及时判断，对症治疗。

又到一年踏青时，路边野菜莫要轻易采

浙江省疾病预防控制中心　孙亮　2021-04-07

春风又绿江南岸的好时节，外出踏青的人也渐渐多了起来。不少市民喜欢在踏青时挖些路边的野菜带回家，也有人有自行采摘中草药食补的习惯，在这里，我们必须提醒大家，**谨防误食有毒植物！**

据浙江省食源性疾病监测数据显示，误食导致中毒的有毒植物主要有乌头（草乌）、铁树果（苏铁的种子）、曼陀罗、水仙、海芋（滴水观音）、桐油子、商陆、地瓜米、钩吻（断肠草）、葱兰、猫儿豆、乌桕果实、蓖麻子等。

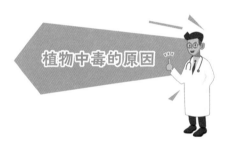

植物中毒的原因

·不能正确分辨可食用植物与有毒植物而误食·

如：葱兰（石蒜碱等生物碱）误当荞头，商陆（含商陆皂苷等）误当野人参，海芋（又称滴水观音，含海芋素等）误当成芋艿，水仙（含石蒜碱等生物碱）误当蒜苗，钩吻误当金银花，等等。

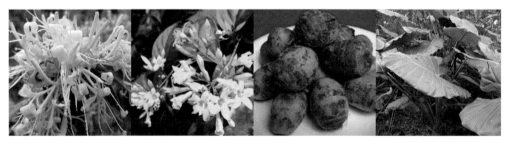

（摄影：陈少平）

左起图 1 为金银花，花呈筒状；图 2 为钩吻，花呈漏斗状；
图 3 为芋艿（芋头），茎为卵圆状；图 4 为海芋，茎为直立抱茎

· 自行制作药膳进补 ·

一是制作方法不当。

二是食用剂量过大。

三是未在正规渠道购买中药材或自行采摘中药材而误食。如用乌头制成药酒服用，认为可以滋补身体、驱寒止痛。但该类植物含有乌头碱等多种生物碱，毒性极强，一般要经专业制作后方可作为中药材使用，且购买和食用必须在医生指导下进行。

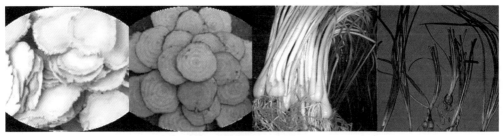

左起图 1 为人参；图 2 为商陆，切片后有轮状，可与人参区别；
图 3 为荞头，叶片空心；图 4 为葱兰，叶片实心

· 食用被农药污染的野生植物 ·

有时食用的野生植物本身并不会引起中毒，但因绿地、园林地带被使用了除草剂等农药受污染而引发中毒。如有人因食用污染了百草枯的野草莓而中毒。

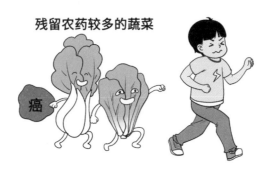

· 野菜加工、食用方法不当 ·

有些野菜含有微量天然毒素，如果烹饪不当或一次食用量过大也会引起中毒。如蕨菜，必须用开水焯过之后再烹饪，且不能大量进食。

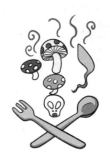

129

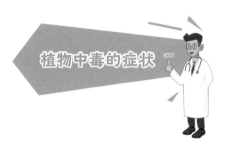

植物中毒的症状

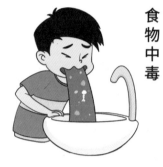

食物中毒

不同的有毒植物所含毒素不同，对应症状不同，对人体的危害也不相同。最常见的症状是恶心、呕吐，可伴有腹痛、腹泻等消化道症状。有些出现神经系统的症状，如钩吻中毒除了出现恶心、呕吐等症状外，还有头晕、视物模糊、步态不稳、肌肉无力、吞咽困难、呼吸困难等，严重者因心脏及呼吸衰竭死亡。

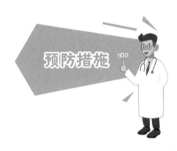

预防措施

鉴于路边生长的野菜、野果不仅存在误食中毒的风险，同时也存在被重金属、农药污染的可能，故建议不要轻易采摘食用野菜、野果，尤其是不认识、未食用过的植物。

在有合法资质的药店（药房）购买中药材；药膳食品一定要在中药师或营养师等专业人员的指导下制作；不买、不喝乌头等有毒中草药泡制的药酒。掌握正确的食物加工方法。如野菜要用清水浸泡、开水焯过之后再烹饪，且不要大量进食。

出现不适症状时应立即停止食用可疑食品，并及时就医。

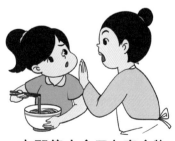

立即停止食用有毒食物

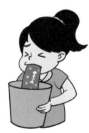

迅速呕吐出

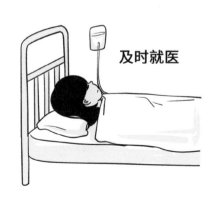

及时就医

野菜虽美味，食用需谨慎

湖州市疾病预防控制中心　袁瑞　2021-04-27

香椿抽出了鲜嫩的新芽，荠菜舒展出她柔嫩的叶片，马兰头也悄悄地从土里冒了出来……又是一年好时节，一个袋子，一把小铲，公园里、田地间、水沟旁，总能见到三三两两挖野菜的身影。

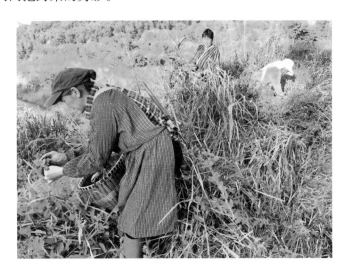

现在，人们的物质条件丰富了，却怀念起儿时的味道，觉得野菜风味独特，而且纯天然无公害，绿色又健康，是换换口味的好选择。可事实真的如此吗？

一村民误食野菜中毒交警火速送医院救治

2020年4月7日 - 当天17时45分,麒麟公安分局交警大队珠街中队指挥中心接到求助电话:我是珠街街道青龙中村村民,我们这里有人食用蕨菜中毒,情况不太好,现在正送...

又到误食野菜中毒高发季,市场监管部门提醒:务必焯烫除毒素　　2021-04-01
昆明发布预防食用野菜中毒预警　　2021-03-25
野味不能吃了,野菜香吗?疾控专家:警惕野菜中毒,食用需谨慎　　2021-02-09

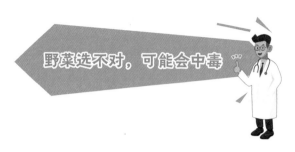

野菜选不对，可能会中毒

一些有毒植物与可食用野菜长得非常相似，若被当作可食用的野菜误食，其含有的天然毒素可能引起食物中毒。

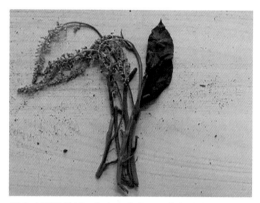

图片来源于衢州一起中毒事件：误食商陆致 1 人死亡

比如，商陆的植株有红、绿两种，红紫色的毒性相对较大，误食后轻者呕吐、腹泻、头疼、眩晕、甚至昏迷等，严重者可能会心脏麻痹而死。

野生植物种类繁多，其是否有毒很难肉眼鉴别。就如野生菌，常见的野生菌有 4000 多种，其中有 480 余种有毒，即使菌类研究专家也很难肉眼辨识。因此，**不能辨识的野菜，切勿采食。**

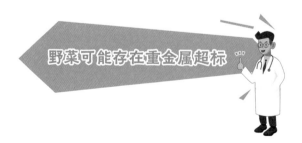

野菜可能存在重金属超标

2020 年，一项关于北京市的野菜重金属含量调查显示，北京公园、山林、居住区、道路两侧的野菜重金属含量普遍超标，不仅超过无公害蔬菜安全要求，也超过食品中污染物限量。

电感耦合等离子体质谱法（ICP-MS）测定北京地区常见野菜重金属含量

楼逸扬[1]　楼胴[2]

1. 清华大学附属中学朝阳学校　2. 北京市药品检验所

摘要：为科学评价北京地区常见几种野菜的重金属含量，选取苣苣、苦菜、蒲公英、车前草、荠菜五种野菜为研究对象。采集北京多个区县高速公路两旁、山林、居民区、公园等区域内的野菜样品，采用微波消解＋电感耦合等离子体质谱仪（ICP-MS）测定铅、镉、铜、铬、砷5种重金属在野菜中的含量。根据测定数据发现北京地区野外野菜重金属含量普遍超过GB 2762-2017《食品安全国家标准食品中污染物限量》的要求，公园和山林的铅、镉等重金属含量不低于甚至超过道路两侧野菜。食用非人工种植的北京地区野菜，会导致人体出现健康风险。应广泛宣传教育，提倡减少食用重金属含量超标的野菜产品，未雨绸缪预防长期累积性食品安全问题的发生。

关键词：电感耦合等离子体质谱法（ICP-MS）；野菜；重金属；健康风险

DOI：10.15988/j.cnki.1004-6941.2020.7.026

这主要是因为野菜所生长的环境易受到化工厂废水、废气以及汽车尾气等污染，导致重金属超标。

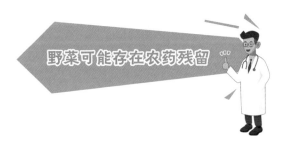

为了美化环境，道路两旁、公园等地方难免会使用农药除草、杀虫。尤其是春季，杂草疯长，更是除草和控制虫害的关键时期。然而这些地方的环境维护并不以食用为目的，在农药使用上往往比较随意，容易导致农药高残留。如果不幸采食的野菜是刚喷洒过农药的，还可能导致急性中毒。

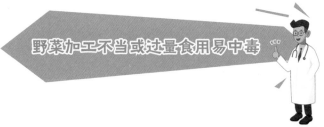

一些野菜有微毒，需要经过浸泡、清洗、开水焯烫才能去毒，如果处理不当或生食可能会中毒。

比如蕨菜中含有一种叫原蕨苷的成分，特别是幼嫩部分含量更高，而原蕨苷被世界卫生组织评为2B类致癌物，食用前需要用水焯一下才能去除。如果直接食用，轻则导致呕吐、腹痛、里

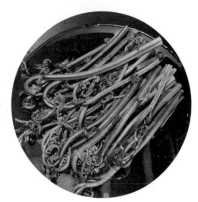

急后重等，重则出现神经系统症状，如头晕、头痛、眩晕、意识不清等。

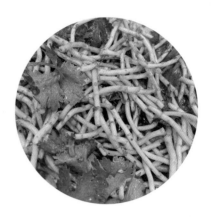

鱼腥草具有抗炎、杀菌的功效，常凉拌食用。但是过量食用可能会出现恶心、呕吐、大汗、呼吸困难、昏迷等症状。鱼腥草还含有马兜铃内酰胺，长期大量食用会对肾脏造成不可逆损伤和导致上尿路上皮癌。

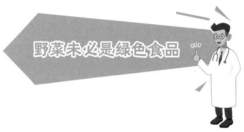

野菜未必是绿色食品

绿色食品不仅要求产地的生态环境优良，还必须按照农业农村部绿色食品的标准生产并实行全过程质量控制，只有经过专门机构认定获得绿色食品标志的安全、优质产品才是真正的绿色食品。

大部分野菜虽是自然生长的，但并不算绿色食品。其营养价值与我们常吃的蔬菜一样，不同的野菜有自己的营养优势和特点，不可一概而论。所以，切勿过分迷信野菜的营养价值！

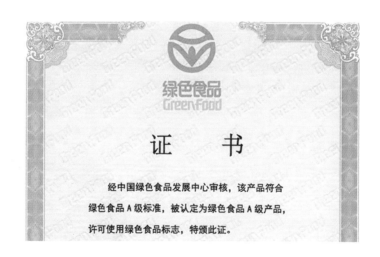

野菜食用小贴士

野菜采摘要注意，不认识、不熟悉的野菜不采、不吃。

生长在环境条件较差的区域及公路周边的野菜不要采摘。

食用时需充分浸泡、清洗、开水焯烫，适量食用。

如食用野菜出现身体不适，可先行催吐，及时就医，最好在食用前将整株野菜拍照并保存，便于鉴别指导救治。

注意！这种鱼吃了可能会中毒！

浙江省疾病预防控制中心　孙亮　陈江　2021-05-02

　　浙江省食源性疾病监测结果显示，我省光唇鱼中毒常有发生，中毒潜伏期2～17小时，一般4小时，以恶心、呕吐、腹泻、腹痛等消化道症状为主；中毒有明显的季节性，主要集中在4～7月，家庭是光唇鱼中毒的高发场所。

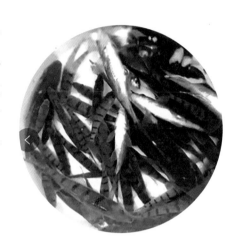

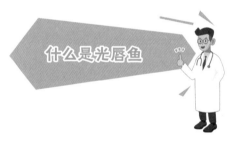

什么是光唇鱼

　　光唇鱼，俗称石斑鱼、罗丝鱼，属鲤科，是一类在山间溪流和江河中上游等急流环境中栖息的小型淡水鱼类。鱼形体小，肉鲜美，但食用不当会引起食物中毒。

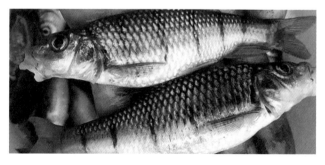

早在《本草纲目》中就有记载："石斑鱼生南方溪涧水石处，长数寸……其子毒人。"《临海水土记》云："长者尺余，其斑如虎文，而性淫，春月与蛇医交牝，故其子有毒。"

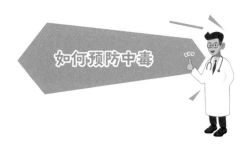

如何预防中毒

　　引起光唇鱼中毒的原因是其鱼卵中含有某种生物毒素，该毒素耐热，一般的烧煮烹饪难以去除毒性，食用光唇鱼应先去除鱼卵等内脏后再烹饪。

滴水观音能"招财"也能"闯祸"！

浙江省疾病预防控制中心　陈莉莉　2022-02-25

有一种植物，在温暖潮湿、土壤水分充足的条件下，便会从叶尖端或叶边缘向下滴水，且开的花像观音，因此被称为"滴水观音"，学名海芋。滴水观音深受人们喜爱，因为它既可以美化环境，还可以净化空气，更被视为家财兴旺之物。

但是你知道吗？滴水观音是一种只可远观的"有毒花"。

2022年1月12日，浙江省疾控中心的食源性疾病监测系统监测到省内某地有16名初中生陆续出现口唇麻木、咽痛等症状，经调查，发现他们均因误食滴水观音的汁液导致中毒。

值得庆幸的是，他们大多数人进食量不多（1～2滴），经对症处理后均已痊愈。

滴水观音的鲜草汁液若与皮肤接触会引发瘙痒，误入眼内可以引起失明；茎、叶误食后会致喉舌发痒、肿胀、流涎、肠胃烧痛、恶心、腹泻、惊厥，严重者窒息、心脏停搏而死。

小孩子常因误食其汁液导致中毒，也可因触碰引起过敏或因手上沾有汁液继而放入嘴里导致中毒；而成人则会将其根茎当作芋艿误食而致中毒。

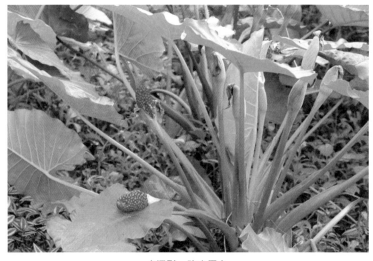

（摄影：陈少平）

2021年12月24日，我省某地钱某某邀请好友徐某某等到家中聚餐，徐某某将小区内的滴水观音误认为以前食用过的芋艿，采摘部分枝茎带到钱某某家中加工为菜肴食用，进食后5人立即出现口腔嘴唇、舌头发麻、强烈刺痛等症状，后由朋友送医院急诊科就诊。

滴水观音中毒无特效药，因中毒后病情发展快速，一旦中毒应立即就医进行必要的处理，尤其一次进食滴水观音过多，很可能会导致如窒息、心脏骤停和意识障碍等严重后果。

儿童常对陌生的植物充满好奇心，如家中有养植滴水观音，请家长务必将其放置到儿童接触不到的地方，日常也应时刻提醒孩子不要触摸和品尝陌生植物。

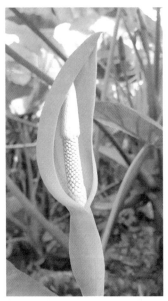

（摄影：陈少平）

豆科植物种类多，加工不熟易中毒

浙江省疾病预防控制中心　陈莉莉　2022-05-05

　　豆科植物是老百姓餐桌上常见的一道菜肴，但烹饪不当可导致食物中毒。从浙江省历年食源性疾病监测数据来看，豆科植物中毒以四季豆为主，主要发生场所是集体食堂。中毒一年四季均可发生，但多为冬春季，尤其是第一季度最多。

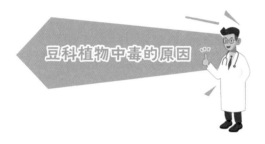

　　引起中毒的豆科植物包括扁豆、四季豆、刀豆等，生的或者未煮熟的豆科植物中含有两种天然毒素——皂苷和植物血细胞凝集素。皂苷对胃黏膜有较强的刺激作用，可引起消化系统症状；植物血细胞凝集素具有凝血作用。这两种毒素都怕热，在100℃并持续数分钟，毒素即可被破坏，故豆科植物中毒的原因一般是未烧熟煮透。

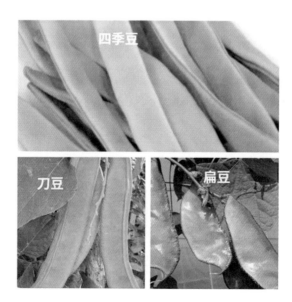

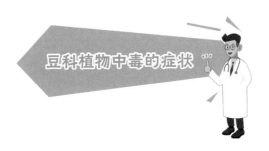

主要为恶心、呕吐、腹痛、头痛、出冷汗，严重者可有脱水、心悸、气短、呼吸困难等症状。中毒程度与摄食量的多少及个人体质有关。

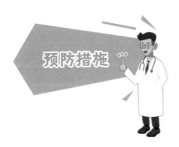

　　煮熟焖透。不贪图脆嫩，充分煮熟焖透，判断方法是豆荚由支挺变为蔫弱，颜色由鲜绿色变为暗绿，吃起来没有豆腥味。尤其是大锅加工时，每一锅的量最好不要超过锅容量的一半，要充分翻炒，保证受热均匀。

　　中小学、幼儿园食堂不得加工制作四季豆等高风险食品。

轻则腹泻，重则致命！千万别碰这种食物……

宁波市疾病预防控制中心　蒋丹捷　张琰　2022-07-06
链接：https://mp.weixin.qq.com/s/6Vz65rEvnvjJZa63AfdMSQ

早晨嗦粉，夏夜嗦螺，这或许是每个"吃货"都无法抵挡的诱惑。毕竟谁能拒绝在夏日的傍晚和三五好友喝酒、撸串、嗦螺呢？

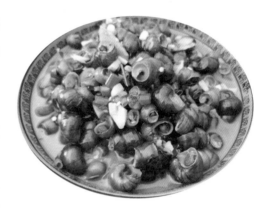

但是爱吃海鲜、爱吃螺的小伙伴注意了，这种螺千万不能碰。

织纹螺，俗称海丝螺、海蛳螺、麦螺或白螺，主要分布于浙江、福建、广东等沿海地区。它的外形特征表现为尾部较尖，细长，长度约为1厘米、宽度约为0.5厘米，约指甲盖大小；壳面常具有1～3条紫褐色或红黄色螺带，表面图案看起来就像织布；螺口处呈白色，肉体为淡黄色，一般生活在近海礁石附近和泥沙底。

织纹螺本身无毒，但由于在生长环境中摄食有毒藻类，富集和蓄积藻类毒素，或者其他有毒物质如河鲀毒素等而被毒化，其含有的毒素，经加热、盐腌、暴晒等

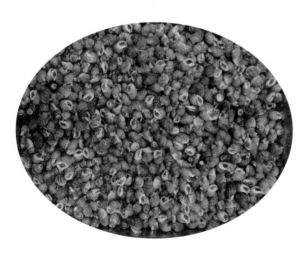

加工后，均无法破坏分解。食用后可产生**头晕**、**呕吐**、**口唇及手指麻木**等中毒症状。

而对食用织纹螺引起的中毒，目前尚无特效解毒药。原卫生部2012年公告（2012年第13号）明确要求，**任何食品生产经营单位不得采购、加工和销售织纹螺。**

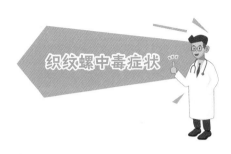

织纹螺中毒症状

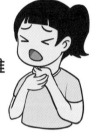

**胸闷
呼吸困难**

织纹螺中毒具有一定潜伏期，短则几分钟，长则数小时。

早期表现为口唇、舌、指尖发麻，眼睑下垂。不久就会有消化道症状，感觉胃部不适，出现恶心呕吐、腹痛腹泻、口渴等，甚至便血。

中毒严重者很快就会出现瘫痪、说话不清楚、声音嘶哑、紫绀、呼吸困难等症状。

紧接着出现休克，最后会因为呼吸衰竭而死亡。而且整个病程发展迅速，可能在几分钟之内就能导致人死亡。

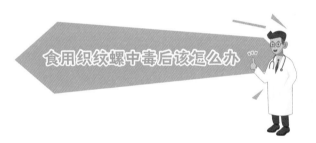

食用织纹螺中毒后该怎么办

神经性毒素至今没有特效药。一旦发生中毒，只有采用一些常用急救方法，包括催吐、洗胃、导泻、利尿等来促进毒素的排泄。

广大群众要提高自我保护意识，不购买和食用织纹螺。误食织纹螺后，如发生口唇麻木等类似神经系统中毒症状的，应当立即到医院就诊。

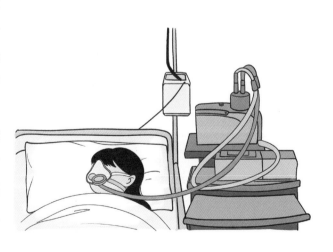

2022年5月，浙江省三门县市场监督管理局联合三门县公安局，成功查获多起非法销售织纹螺大案。在台州三门、宁波象山等地抓获犯罪嫌疑人20余人，查扣织纹螺800多斤。

消费者若发现食品生产经营单位采购、加工和销售织纹螺的，应当及时拨打12345进行投诉举报。

第四节 微生物篇

海鲜好吃，但要防副溶血性弧菌

温州市疾病预防控制中心 潘琼娇 2017-05-24

近日，媒体时有报道境外吃海鲜感染副溶血性弧菌事件。随着气候转热，各种肠道致病菌也逐渐活跃起来，根据我市历史的肠道综合监测数据来看，腹泻病人检出致病菌主要为副溶血性弧菌。

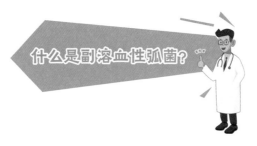

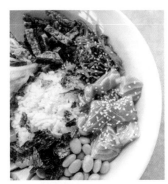

副溶血性弧菌是一种海洋细菌，天然存在于海水、鱼贝类等海产品中。如果食用了未经烧熟煮透的海产品，易造成副溶血性弧菌感染并引发急性肠胃炎。

本病多发生于夏秋沿海地区，常造成集体发病，近年来沿海地区发病有增多的趋势。人群普遍易感，男女老幼均可患病，但以青壮年为多，病后免疫力不强，可重复感染。

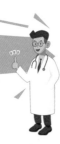
副溶血性弧菌的主要来源是什么？

日常副溶血性弧菌感染的主要来源是海产品或盐腌渍品，常见者为蟹类、乌贼、海蜇、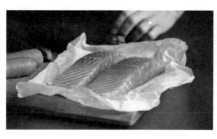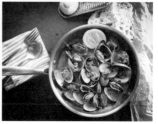

鱼、黄泥螺等，其次为蛋品、肉类或蔬菜。进食肉类或蔬菜而致病者，多因食物容器或砧板交叉污染所引起。

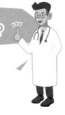
感染副溶血性弧菌的临床症状有哪些？

食用了被副溶血性弧菌污染的食物后10小时左右出现上腹部阵发性绞痛、腹泻，大便多为水样便，严重者会出现黏液便和黏血便，多数患者在腹泻后出现恶心、呕吐；呕吐、腹泻严重，失水过多者，可引起虚脱并伴有血压下降；大部分病人发病后2~3天恢复正常，少数严重病人由于休克、昏迷而死亡。

市疾控中心建议广大市民

- 不吃生的和未彻底煮熟的鱼、虾、蟹等海产品。
- 避免生熟食品交叉感染，对加工海产品的器具必须严格清洗、消毒。
- 生吃海蜇等凉拌菜，应在切好后加入食醋浸泡10分钟，副溶血性弧菌不耐酸，在稀释1倍的食醋中经1分钟即可死亡。
- 如食用可疑食物而发生腹泻等症状，立即停止食用，并尽早至医院医治。

不可忽视婴儿配方奶粉中的隐形杀手——阪崎肠杆菌

温州市疾病预防控制中心 李毅 2018-05-25

"欺软怕硬"永远是致病菌的特点。

出生不到6个月的婴儿，尤其是早产儿和低体重婴儿，对致病菌无任何招架之力。2004年安徽阜阳发生"大头婴儿"事件，据该市县级以上医疗机构核查统计，从2003年5月以来，因食用劣质奶粉出现营养不良综合征共171例，死亡13例，病死率7.6%。婴儿发病和死亡的主因是劣质奶粉导致的营养不良，但是现在回过头来看，有一个可能的致病因素在当时被忽略了——**这些劣质奶粉中含有阪崎肠杆菌**。阜阳劣质奶粉事件发生后，中国疾病预防控制中心营养与食品安全研究所从87份阜阳劣质奶粉样品中检测出11份阪崎肠杆菌阳性样品，污染阳性率为12.6%。这是我国首次从婴儿配方奶粉中分离到阪崎肠杆菌菌株。

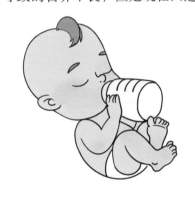

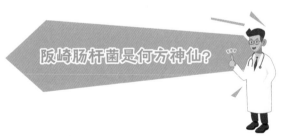

阪崎肠杆菌是何方神仙？

阪崎肠杆菌并不是近年才发现的新致病菌。早在1929年，Pangalos报道了一种能产生黄色色素的菌落是一起婴儿败血症病例的致病菌，这种致病菌即现在的阪崎肠杆菌，当时被称作黄色阴沟肠杆菌。1974年，日本微生物学家阪崎（Riichi Sakazakii）从土壤、水、排污管、动物和人类排泄物中分离到这种细菌，1980年Farmer及其同事将其更名为阪崎肠杆菌。阪崎肠杆菌是人和动物肠道内寄生的一种革兰阴性无芽孢杆菌，是肠道正常菌丛中的一种，在一定条件下可引起人和动物致病，属于条件致病菌，在一般情况下，不对人体健康产生危害，一直未引起临床重视。直到1961年，英国的 Urmenyi 和 Franklin 两位医生首次报道两例由阪崎肠杆菌引起的新生儿脑膜炎之后，美国、丹麦、希腊、加拿大、比利时、英国、荷兰、冰岛等国相继发现了新生儿阪崎肠杆菌感染事件，其中不乏大规模感染及暴发流行的报道。人们开始认识到，婴儿配方奶粉是当前阪崎肠杆菌的主要感染渠道，对于婴幼儿和免疫力差的人群，可能引起肠道菌群紊乱，以及婴儿、早产儿脑膜炎、败血症及坏死性结肠炎等严重疾病，死亡率高达40%～80%。阪崎肠杆菌已引起各国的重视。

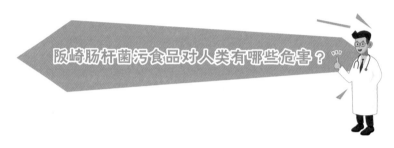

阪崎肠杆菌污食品对人类有哪些危害？

国际食品微生物标准委员会（ICMSF）将阪崎肠杆菌列为"对特定人群产生严重的生命危害或产生慢性后遗症"的微生物。2004年初，联合国粮食及农业组织和世界卫生组织在日内瓦召开了有关婴幼儿配方奶粉中阪崎肠杆菌及其他病原微生物（包括沙门氏菌、肉毒梭菌等）的专家咨询会，将阪崎肠杆菌和沙门氏菌共同列为婴幼儿配方奶粉 A 类致病菌。认为婴幼儿配方奶粉中的阪崎肠杆菌和沙门氏菌等是导致婴幼儿感染、疾病和死亡的主要原因，尤其是对发育不良、免疫功能差的婴幼儿最具杀伤力。来自美国 FDA 的监测表明，在美国出生的体重偏低的新生儿中，感染率为8.7/10万；而1岁以下婴儿阪崎肠杆菌感染率为1/10万，感染死亡率为 20%～50%。全球从1961年至2003年有案可稽的48起婴儿感染事件中，有25起是新生儿感染。

阪崎肠杆菌特别喜欢夏天，因为高温让它如鱼得水。在25℃放置6小时，该菌的相对危险性可增加30倍；25℃放置10小时，危险性可增加30000倍。因此，即使婴儿配方奶粉中只有极微量的阪崎肠杆菌污染，在配方奶粉食用前的冲调期和储藏期该菌也可能会大量繁殖。

尽管在环境中有许多地方是阪崎肠杆菌的栖身之处，但迄今能证实的对人患病有直接因果关系的只有婴儿配方奶粉。尤其值得注意的是，即使受到低浓度的污染，阪崎肠杆菌也可在奶粉的冲调、放置过程中大量繁殖而成为感染的危险因素。刘秀梅等人认为有3种主要途径可以导致婴儿配方奶粉中阪崎肠杆菌的污染：

➤ 通过生产婴儿配方奶粉的原料；

➤ 在巴斯德杀菌后配方奶粉污染或其他添加剂随粉带入；

➤ 喂养婴儿前被污染。

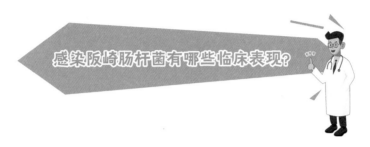

感染阪崎肠杆菌有哪些临床表现？

阪崎肠杆菌能引起严重的新生儿脑膜炎、小肠结肠炎和菌血症，并可能引起神经功能紊乱，造成严重的后遗症甚至死亡，其死亡率高达50%以上。成人也可能罹患此病，但病情显著轻微。多数患儿临床症状轻微且不典型，易被忽略。严重者可引起坏死性小肠结肠炎、败血症、脑膜炎等。

➤ 全身症状：发热，新生儿可表现为体温不升、精神萎靡、拒乳、黄疸加重、面色发灰、皮肤发花，甚至休克。

➤ 消化系统症状：可有呕吐、腹胀、腹泻、黏液血便、肠鸣音减弱，甚至消失，严重时可发生肠穿孔和腹膜炎。

➤ 神经系统症状：烦躁、哭声尖直、嗜睡甚至昏迷，可出现凝视、惊厥，查体可有头围增大、颅缝裂开、前囟张力增高、脑膜刺激征阳性。

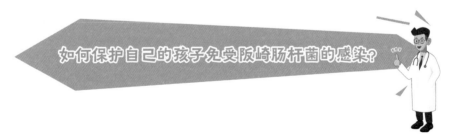

如何保护自己的孩子免受阪崎肠杆菌的感染？

➤ 母乳喂养。婴儿在6月龄之前尽可能完全母乳喂养，以达到最佳生长、发育和健康状况。

➤ 如果实在不能母乳喂哺，特别是新生儿或较小的婴儿期，最好选择液体配方奶。液体配方奶为无菌的，不会有感染阪崎肠杆菌的危险。

如果只能选择固态配方奶粉，大家应该明白，婴儿配方奶粉并非无菌产品，可能受可导致严重疾病的病原体污染。所以，应该尽量注意养成卫生的操作习惯，并注意安全储存奶粉，防止婴幼儿被感染。

在冲调婴儿配方奶粉时，首先必须把喂哺和冲调婴儿配方奶粉的器具加以清洗和消毒，防止环境中或者器具中有阪崎肠杆菌存在而被污染。

根据联合国粮食及农业组织与世界卫生组织合编的《安全制备、贮存和操作婴儿配方奶粉指导原则》，应使用温度不低于70摄氏度的水来冲调婴儿配方奶粉，以杀死奶粉中的阪崎肠杆菌（即可使用待凉不超过30分钟的沸水）。冲调好的奶应冷却至可喂哺的温度，然后立即饮用。冲调好的奶若在冲调后两小时内仍未被饮用就应该倒掉。

冲调好的奶若实在不是即时饮用，应立即冷却，并贮存在4摄氏度或以下的冰箱内，但贮存时间不宜超过24小时；最好在给宝宝喂奶前重新加热，加热时间也不应超过15分钟。不过，建议在每次喂哺前才冲调新鲜的奶，避免贮存冲调好的奶。

低温保存的奶可以放在盛有温水的容器中加热，要确保水的高度不要超过瓶顶，偶尔摇晃或转动一下奶瓶，以确保加热均匀。切勿使用微波炉加热婴儿的奶，因为微波炉的热力不均匀，可能产生"热点"，烫伤婴儿。

冲调配方奶粉的器具应经常高温消毒。

黑木耳浸泡变身毒木耳，黑木耳却喊冤……

浙江省疾病预防控制中心　徐小民　2018-08-10
链接：https://mp.weixin.qq.com/s/xjSX7eT2I8YuLxHkTXo-Qg

2018年7月29日，浙江金华一家三口吃了浸泡2天的黑木耳出现中毒，其中7岁小女孩出现多脏器衰竭，10多天后还在 ICU 病房，没有脱离危险。

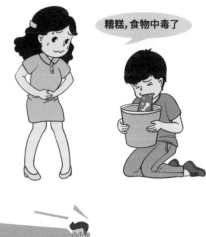

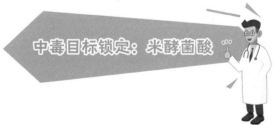

·步骤一：初步判定·

经金华市疾控中心现场调查，结合患者中毒症状，省疾控中心食品安全风险监测专家高度怀疑为米酵菌酸中毒。

·步骤二：标本送检·

此次送检的中毒标本包括患者家中剩余的干黑木耳、中毒患者的血液。中毒病例相关标本送至浙江省疾控中心理化毒理所检测。

·步骤三：检测确定·

实验室检测结果显示：中毒患者血液呈现米酵菌酸阳性，且存在中毒的剂量效应关系，即中毒的罪魁祸首确实为米酵菌酸。然而，在剩余的干黑木耳中并没有检测出米酵菌酸！

此次也是**国内首次**通过实验室确证的米酵菌酸中毒事件，且与食用长时间浸泡的黑木耳有关。

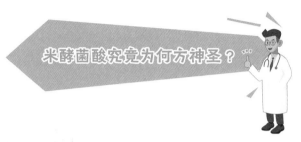

米酵菌酸究竟为何方神圣？

米酵菌酸是椰毒假单胞菌引起食物中毒和死亡的主要毒性代谢产物。临床症状表现为恶心呕吐、腹痛腹胀等，重者出现黄疸、腹水、皮下出血、惊厥、抽搐、血尿、血便等肝脑肾实质性多脏器损害症状。

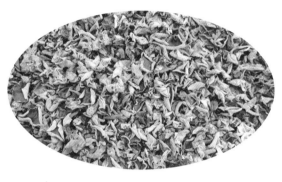

米酵菌酸已被证明可能存在于变质的发酵玉米面制品、变质鲜银耳及其他变质淀粉类制品中。现有实验证明，正常的干黑木耳中确实不含米酵菌酸。

黑木耳长时间浸泡是否会产生米酵菌酸？

网络报道由黑木耳导致中毒的案例的确不少。2010年至今，陕西、浙江、河北、湖南、安徽和辽宁等多地均出现因食用长时间浸泡的黑木耳导致多脏器损伤的中毒案例。

我们注意到一个关键词：长时间浸泡！

这个浸泡过程究竟发生了什么事，让可口鲜美的黑木耳变成了致命的毒木耳？

为了证明长时间浸泡的黑木耳到底能否产生米酵菌酸等毒素，浙江省疾控中心和金华市疾控中心分别在各自实验室对中毒患者家里剩余的干黑木耳开展了浸泡试验，结果显示：

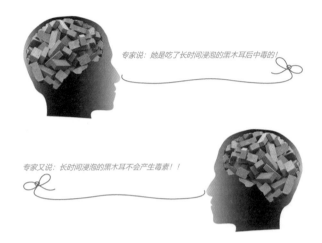

浸泡1天的黑木耳，米酵菌酸未检出！

浸泡2天的黑木耳，米酵菌酸未检出！

浸泡3天的黑木耳，米酵菌酸未检出！

浸泡5天的黑木耳，米酵菌酸未检出！

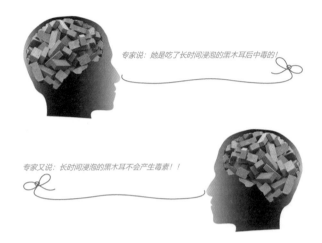

专家的话，到底哪句真、哪句假？

莫急莫急，容我慢慢解释。

从现场流行病学调查发现的食物接触史、中毒患者血液检测结果和中毒症状，可以明确此次事件确实为米酵菌酸中毒，而这个元凶确实存在于女孩吃进嘴巴的黑木耳中。但是，黑木耳也很委屈：我是无辜的！

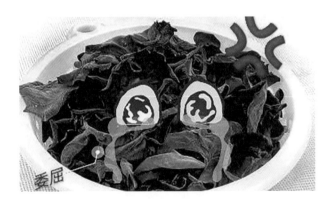

的确，通过对"涉事"干黑木耳及其长达5天的模拟浸泡试验，可以证明：

"涉事"干制黑木耳不存在毒素米酵菌酸污染。

在保持良好卫生环境的情况下，黑木耳浸泡过程中很难产生毒素米酵菌酸。

患者食用的导致中毒的黑木耳，推断与其家中特定外部环境有关，比如浸泡时周边同时存在过期变质的食物，或浸泡容器未洗涤干净而残留食物残渣，而变质和残留的食物残渣会成为米酵菌酸形成的温床。

由于这种特定的外部环境一般很难被模拟，所以普通消费者家中正常的黑木耳在短时间浸泡过程中产生米酵菌酸的可能性非常低。

分析省内外多次发生的类似中毒案例可以发现一个关键词：过长时间浸泡。因此当天短时间浸泡的黑木耳基本不会产生导致中毒的量。

综上分析，总结为一句话：保持良好卫生环境下的家庭正常浸泡的黑木耳是可以放心食用的。

小贴士

☑ 建议每次只短时间浸泡当餐食用量的木耳，不食用浸泡过夜的黑木耳。

☑ 黑木耳浸泡后如发现有异味或手摸感觉有黏液产生，请立即丢弃不可食用。

☑ 保持良好的厨房卫生环境，不留剩饭剩菜，及时洗净餐具，不留食物残渣。

吃黑木耳进ICU？不该被"黑"的黑木耳

舟山市疾病预防控制中心 方跃伟 2019-06-21

黑木耳具有补血养颜、预防血栓、抑制肿瘤、通便排毒的作用，适合心脑血管疾病、便秘者，尤其是容易吸入粉尘的职业人群食用。但如食用不当，确实有可能进ICU。

据新闻媒体报道：

2018年7月29日，浙江金华一家三口吃了浸泡2天的黑木耳出现中毒，其中7岁小女孩出现多脏器衰竭，至新闻发稿时还在医院的ICU病房没有脱离危险。

2015年8月，常德武陵区一名女子也因吃了泡发2天的黑木耳，引发食物中毒，致多器官功能衰竭，最终医治无效身亡。

2010年8月，西安一家四口食用泡发了好多天的黑木耳中毒，岳母、妻子中毒身亡。

…………

悲剧不断上演，经过各个官媒、微信、微博等的转发，一时令消费者恐慌不已，把原本一个营养价值非常好的食物黑成了"黑"木耳。

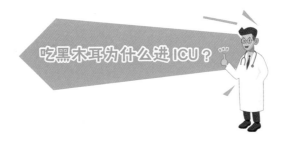

从上述黑木耳中毒事件不难看出，这些事件都发生在气温较高的7~8月份，而且吃的黑木耳都泡发了较长时间。

浙江省疾控中心对"金华中毒事件"中患者的血液和家中剩余的干黑木耳进行

检测，已经确认导致人体多器官衰竭的中毒毒素为米酵菌酸，它是椰毒假单胞菌的"粑粑"。而干黑木耳和实验中长时间浸泡的黑木耳并没有监测到椰毒假单胞菌，说明中毒的黑木耳是在长时间浸泡中被污染的。

椰毒假单胞菌广泛存在于自然界，在玉米、酵米面、银耳等食品中都有检出。而其代谢产物米酵菌酸具有很强的生物毒性，食入该毒素污染的食物可引起人或动物的严重中毒，致死率超过50%。

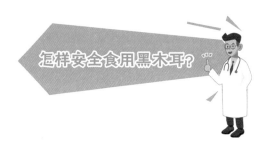

了解了黑木耳中毒的来龙去脉，我们就能知道家中的环境卫生是预防各种食物中毒的重要因素。而缩短黑木耳的泡发时间，是避免细菌污染的有效手段。尤其是在炎热的夏秋季，黑木耳浸泡时间不宜过长。**一般泡发时间以3小时左右为宜，随吃随泡。**

泡黑木耳应用凉水，有利于保存营养成分。冬天如果温度较低可用温水泡发。

如果黑木耳较脏，泡发前可加少量盐和醋，搓洗片刻去除杂质，冲干净后再泡发。

当黑木耳呈半透明状时即为发好，可以作为食材进行烹饪了。

领导给你夹菜，吃不吃？

杭州市疾病预防控制中心　朱冰　2020-05-04

　　"公筷公勺"倡议一直是饮食文化的热点话题之一，那么使用公筷公勺究竟有多必要？张文宏近日提出的灵魂拷问"领导给你夹菜，吃不吃"，又该如何解答？

　　近日11位疾控专家做了个实验，测试使用公筷和不使用公筷用餐后的细菌对比。

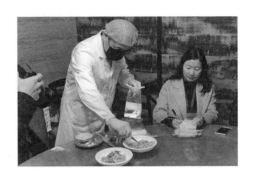

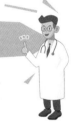

使用"公筷"和"非公筷"，菌落总数最大相差250倍

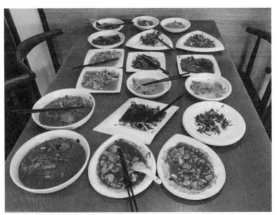

　　近日，杭州市疾控中心健康危害因素监测所和检验中心的专家们为此专门进行了一场实验，测试使用公筷和不使用公筷用餐后的细菌对比，实验结果令人震惊。

　　这个实验小组由11名疾控专家参与测试。工作人员在一家餐馆，一共点了6道菜，分别是凉拌黄瓜、盐水虾、干锅茶树菇、炒芦笋、咸菜八爪鱼和香辣牛蛙。

　　每道菜都分成两份，一盘使用公筷，一盘不使用公筷，并提前进行了取样保存。

　　为了保证科学性，11名参与人员都经过培训，使用公筷和不使用公筷的两组

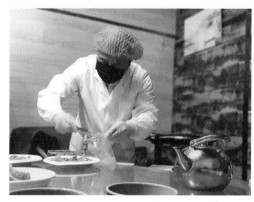
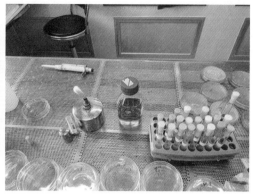

菜，必须交替着吃。最后每个菜都至少留下25克，用来第二次取样。经过小心翼翼严格无菌操作采样后，放入无菌样品袋并迅速存放到采样箱冷藏。此时大家已经等待40分钟。

用餐完毕完成取样之后，采集的样本通过冷链运到实验室。

经过48小时的培育，实验结果显示：**对比"公筷"和"非公筷"两组菜品剩余部分的菌落总数，"非公筷"那一组菌落总数，全部高于"公筷"那一组！**

更令人意想不到的是，菌落总数竟然相差那么多倍！

菜名	结果（cfu/g）			
	餐前	餐后		
		公筷	非公筷	未食用
凉拌黄瓜	14000	16000	45000	-
盐水虾	160	150	220	-
干锅茶树菇	1100	4600	79000	-
炒芦笋	30	30	530	-
咸菜八爪鱼	60	20	5000	-
香辣牛蛙	60	150	560	130

凉拌黄瓜——"非公筷"组的菌落总数是"公筷"组的将近3倍。

干锅茶树菇——两组菜品的菌落总数相差17倍。

炒芦笋——两组相差将近18倍。

咸菜八爪鱼——差距达到了惊人的250倍。

负责检测的专家表示：**如果不使用公筷，一方面，会把自身口鼻腔携带的细菌通过筷子传到菜上；另一方面，也会导致不同菜品本身携带细菌的交叉污染。**

例如，夹过凉拌黄瓜的筷子，再去夹盐水虾，就会导致两盘菜之间细菌交叉污染。

小知识

凉拌菜没有经过高温烹饪，菌落总数一般都比高温烹饪过的菜要多。

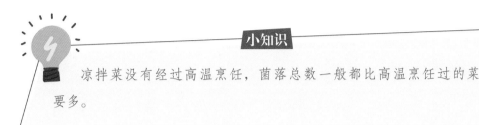

专家呼吁：在外就餐时，提倡带上自己的筷子和勺子

在此，专家提醒，使用公筷公勺很有必要。它有两个显而易见的好处：

一是干净卫生、预防疾病。使用公筷公勺可以避免共同用餐时个人使用的餐具接触公共食物，减少对菜品的污染，降低病从口入的风险，特别是降低胃幽门螺杆菌、甲肝病毒等食源性病原体的传播。疫情期间，避免混用餐具也能在一定程度上降低病毒传播的风险。

二是减少浪费、文明餐饮。使用公筷公勺可帮助大家养成定量取餐、按需进食的习惯。在外用餐没有吃完的，大家可以放心打包回家。减少浪费的同时，还培养了人们环保节约的良好风尚。

总而言之，无论是杜绝病从口入，保护家人健康，还是倡导餐饮文明，使用公筷公勺都很有必要。这次疫情的流行对于改变我们传统的中式共餐习惯是一次加强引导的契机。关键要转变观念和认识，通过每个人坚持不懈的努力，久而久之，使之成为代代相传的健康生活方式。

所以专家们再次呼吁：在外就餐时，带上自己的筷子和勺子，把餐馆的餐具作为公筷公勺。

在使用公筷公勺时，很多人嫌麻烦，容易混淆，专家们也给大家分享了自己的"家规"：在家吃饭时，可以采用分餐制，把做好的饭菜直接分装到家庭成员各自专属的餐、饮具中，大家只是同桌吃饭；如果餐具、饮具做不到完全独立，至少要养成每个菜都用公筷（公勺）夹取（盛取）的习惯。在外就餐时，则应主动要求店家配备一菜一勺（一筷）。

看了这个实验你打算开始用公筷了吗？也许一个小小的改变就能让全家人都更健康！你支持吗？

不容小视的微生物——沙门氏菌

台州市疾病预防控制中心 姜叶 2020-08-05

　　沙门氏菌是一种常见的食源性致病菌，目前已发现的沙门氏菌血清型已达2500多种，其中约1400多种能感染人类。在世界各国的各类细菌性食物中毒中，沙门氏菌引起的食物中毒居榜首。广泛分布于自然界，常常寄居在人和动物体内，特别是家禽、家畜及宠物的肠道中。主要污染的食品有：肉和肉制品、蛋和蛋制品、奶和奶制品等。

　　通过对浙江省食源性疾病监测报告系统中的数据进行整理分析发现，我市2018年、2019年食源性疾病中沙门氏菌感染普遍存在，尤其是5～10月份检出率较高。这可能与该季节气温升高、雨水增多，利于细菌繁殖，同时，食物不易保存，人们对食物加工处理方式不当有关。

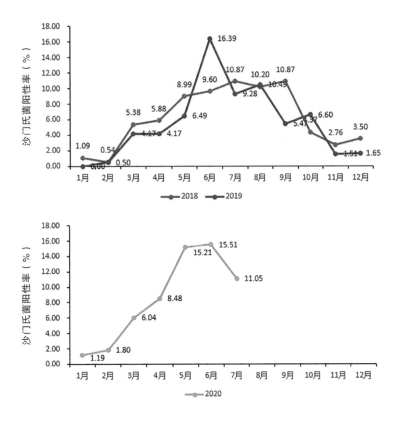

结合2020年1~7月的数据可以看到，现阶段仍处于发病高峰期，不容忽视。

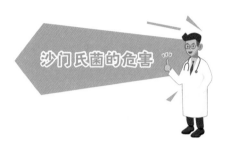

沙门氏菌的危害

在沙门氏菌面前，身体好、抵抗力强等基本上是浮云，任何人都可能被它击倒，包括身体很棒的青壮年。沙门氏菌感染最常见的症状是胃肠炎，如呕吐、腹泻、腹痛，常见潜伏期为6~48小时，病程一般为3~7天，重者可引起脱水、休克，部分病人可发展为败血症，多见于儿童和免疫力低下的人群。

给您的建议

预防食源性疾病的发生，我们应当遵循世界卫生组织推荐的"食品安全五要点"：

☑ 保持清洁。

餐前便后要洗手，洗净双手再下厨。饮食用具勤清洗，昆虫老鼠要驱除。

☑ 生熟分开。

生熟食品要分开，切莫混杂共保存。刀砧容器各归各，避免污染惹病生。

☑ 烧熟煮透。

肉禽蛋品要煮熟，贪吃生鲜是糊涂。虫卵病菌需杀尽，再度加热也要足。

☑ 注意存放。

熟食常温难久藏，食毕及时进冰箱。食前仍然需温煮，冰箱不是保险箱。

☑ 使用安全的水和食物原料。

饮食用水要达标，菜果新鲜仔细挑。保质期过不宜吃，莫为省钱把病招。

警惕！厨房里的沙门氏菌！

浙江省疾病预防控制中心 孙亮 齐小娟 2021-03-11

　　食源性疾病对人群健康有着极大的影响。无论是发达国家还是发展中国家，食源性疾病都在时刻威胁着人群的健康和生命安全。在世界各国发生的细菌性食源性疾病中，非伤寒沙门氏菌常被列为榜首。在我国，食源性疾病监测哨点医院确诊的腹泻病例中，非伤寒沙门氏菌的检出率居各类致病菌的首位。

　　浙江省食源性疾病病例监测数据显示，2015～2020年期间，在哨点医院就诊的腹泻病例非伤寒沙门氏菌检出率呈逐年增高趋势；从年龄分布来看，10岁以下儿童和60岁以上老年人检出率较高，特别是5岁以下儿童的检出率最高。

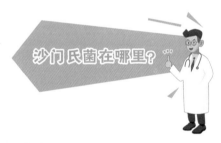

沙门氏菌在哪里？

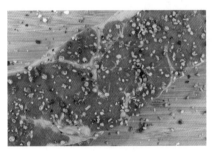

　　沙门氏菌常常寄居在人和动物的体内，患病及带菌动物、病人及带菌者的粪便是主要的传染源。鸡是沙门氏菌最大的宿主。主要污染肉、禽、蛋等食品，禽肉及其制品和鸡蛋都是沙门氏菌最喜欢污染的食物。根据各国的

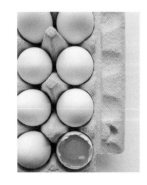

研究，零售生鸡肉中沙门氏菌的污染率达到10%～80%。经国家食品安全风险评估中心2011～2013年的调查显示，我国零售生鸡肉中大约40%存在沙门氏菌污染，且夏季的污染率更高。水果和蔬菜甚至干燥食物也可带菌。沙门氏菌对外界抵抗力较强，在水、肉类食品中可存活一年以上。

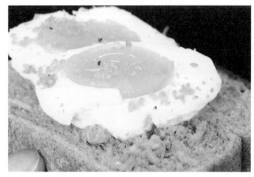
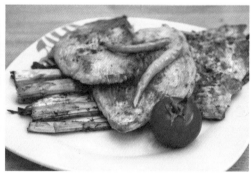

沙门氏菌如何传播疾病?

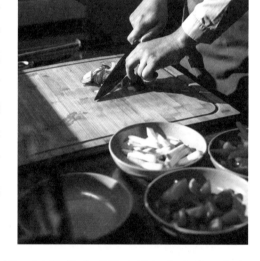

　　人群对沙门氏菌普遍易感，任何人都可能感染疾病。但免疫系统功能下降的人群，例如幼儿和老年人以及慢性疾病患者，感染严重，尤其一岁以内婴幼儿由于免疫功能尚未成熟，所以易于感染，感染剂量可以低到一个细菌。全年均可发生，夏、秋季节（5～10月）高发。沙门氏菌经口侵入人体，传播途径有食物传播、水源传播及接触传播。

　　食物传播是引起人类非伤寒沙门氏菌感染的主要途径。如进食被沙门氏菌污染而未烧熟煮透的食品如畜肉类、禽肉类、蛋类、奶类及其制品以及蔬菜等均可引起感染。刀、砧板、餐饮具或食品储存场所生熟不分，带菌人员接触直接入口食品等均可导致食物的交叉污染。

　　接触传播是引起婴幼儿非伤寒沙门氏菌感染的重要途径。如厨房环境被沙门氏菌污染，婴幼儿通过手接触并通过口腔感染沙门氏菌。有些宠物（如乌龟或其他爬行动物）和小鸡，也可以携带沙门氏菌，能将病原菌传给任何与其接触的东西。例如宠物主人不仅可以通过未冲洗的手污染食物，也可通过手污染面部感染沙门氏菌。

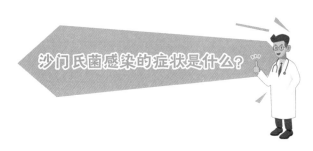

沙门氏菌感染的症状是什么？

非伤寒沙门氏菌感染以胃肠炎型为主，一般在感染后6～48小时发病，主要表现为恶心、呕吐、腹泻、腹痛、发热等症状。症状可因病情轻重而反应不同，重者可引起痉挛、脱水、休克甚至死亡，多见于老人、婴儿和体弱者。病程一般为3～7天。

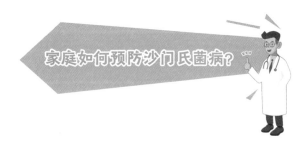

家庭如何预防沙门氏菌病？

· 预防食源性感染是家庭预防沙门氏菌病的重点 ·

与所有细菌性食源性疾病的预防措施一样，遵守世界卫生组织推荐的食品安全五要点是最有效的方法：保持清洁；生熟分开；烧熟煮透；保持食物的安全温度；使用安全的水和原材料。

需要特别强调的是家庭在制作冷荤凉菜、裱花蛋糕等冷加工糕点时，应使用两套器皿、刀具、砧板等分别处理生、熟食品，以避免混用导致交叉污染。冷荤凉菜、剩饭菜，以及裱花蛋糕、三明治等冷加工易腐食品均应及时放冰箱冷藏。

· 预防沙门氏菌接触感染的重点人群是婴幼儿及老年人 ·

因婴幼儿、老年人等免疫机能低下的人群易通过手接触感染沙门氏菌，故应尽量购买包装好的冷藏、冷冻鸡肉，厨具、餐饮具要尽量使用有杀菌效果的洗涤剂进行清洗，有条件的家庭，餐饮具可使用消毒柜消毒，避免水龙头直接冲洗生肉类的水飞溅污染厨房，处理生肉及其制品、生鸡蛋外壳后要洗手。强调婴幼儿、老年人勤洗手，尤其是在接触生肉、禽、蛋、乌龟等其他爬行动物、小鸡等宠物后，要洗手。

您的食品安全吗？——盘点食品中那些看不见的危险分子

温州市疾病预防控制中心　林丹　王黎荔　2021-06-18

俗话说"病从口入"，我们常常因为进食而摄入了许多危害人体健康的危险因素。今天我们就来盘点盘点那些看不见的危险分子。

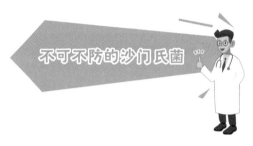

· 沙门氏菌是谁 ·

沙门氏菌常常寄居在人和动物体内，主要污染肉、蛋、奶及其制品，其中生鸡肉最容易被污染。由于沙门氏菌不分解蛋白质，污染食物后食物看起来似乎并没有什么变化。

· 沙门氏菌的危害是什么 ·

虽然沙门氏菌可以全年无休地危害人类健康，但夏、秋两季是沙门氏菌最活跃的季节。常见的感染症状是呕吐、腹泻、腹痛等，重者可引起脱水、休克，甚至引发败血症。

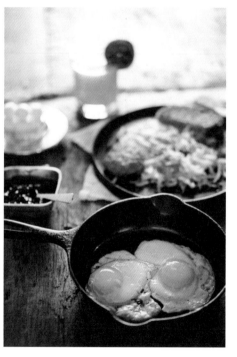

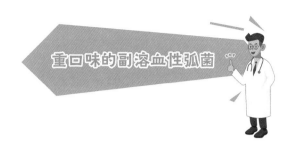

·副溶血性弧菌是谁·

副溶血性弧菌是一种嗜盐性细菌，它天然存在于海水、沿海环境、海底沉积物和鱼贝类等海产品中，并且生命力十分顽强，在抹布和砧板上能生存1个月以上。它主要污染的食品是海产品，包括多种海洋鱼类、虾、蟹、贝类等。

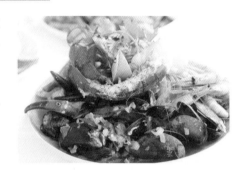

·副溶血性弧菌的危害是什么·

副溶血性弧菌活跃的季节是夏秋季，主要病因是未经烧熟煮透的海产品或其他被副溶血性弧菌污染的即食食品。主要临床表现是急性胃肠炎，如剧烈腹痛、脐周阵发性绞痛等症状，腹泻多呈水样便，病程2～3天，恢复较快。

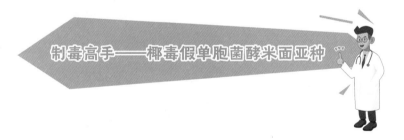

·椰毒假单胞菌酵米面亚种是谁·

说起椰毒假单胞菌酵米面亚种，大家可能觉得很陌生，但是提起2020年黑龙江"酸汤子中毒"事件就无人不知、无人不晓。始作俑者是椰毒假单胞菌酵米面亚种产生的毒素——米酵菌酸。椰毒假单胞菌常在气温较高、湿度较大的夏秋季节活跃，污染发酵玉米面制品、吊浆粑、小米或高粱米面制品、红薯淀粉、泡发的黑木耳等，储藏不当产生米酵菌酸。

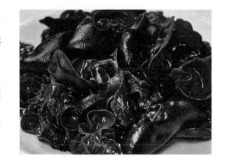

· 椰毒假单胞菌酵米面亚种的危害是什么 ·

椰毒假单胞菌酵米面亚种产生米酵菌酸，进食后2～24小时出现上腹不适、恶心、呕吐（呕吐为胃内容物，重者呈咖啡色样物）、轻微腹泻、头晕、全身无力等，重者出现肝脏损害，甚至死亡。

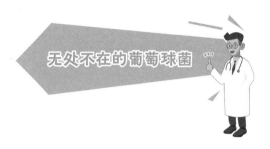

无处不在的葡萄球菌

· 葡萄球菌是谁 ·

葡萄球菌是环境中广泛存在的细菌，其中对人致病的主要是金黄色葡萄球菌，50%以上健康人的皮肤上都有金黄色葡萄球菌的存在。主要污染奶、肉、蛋、鱼及其制品。

· 金黄色葡萄球菌的危害是什么 ·

金黄色葡萄球菌本身的杀伤力有限，但如果在食物中大量繁殖，就可产生金黄色葡萄球菌肠毒素，而这种肠毒素耐热性很强，普通烹煮食物无法将其完全破坏。摄入含有金黄色葡萄球菌肠毒素的食物后，会出现恶心、剧烈呕吐、腹痛、腹泻等急性胃肠炎症状。

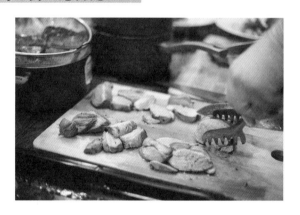

"一门五将" ——致泻性大肠埃希菌

· 致泻性大肠埃希菌是谁 ·

致泻性大肠埃希菌是一类引起食源性疾病和肠道腹泻的重要病原菌，包括肠致病性大肠埃希菌（EPEC）、肠产毒性大肠埃希菌（ETEC）、肠出血性大肠埃希菌（EHEC）、肠集聚性黏附大肠埃希菌（EAEC）和产志贺毒素大肠埃希菌（STEC）。致泻性大肠埃希菌常污染肉蛋奶及其制品、水果和饮料等，工厂和学校的集体食堂是它常见的"作案地点"，冷荤凉菜常常是它的藏身之处。

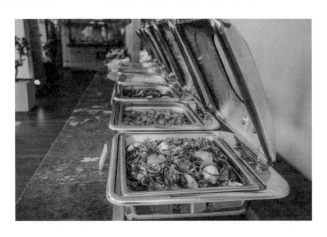

· 致泻性大肠埃希菌的危害是什么 ·

老人和儿童最易被它感染，且感染后往往症状较重，婴儿多表现为2周以上的持续性腹泻。感染肠出血性大肠埃希菌后可出现突发性的腹部痉挛，初为水样便后转为鲜血样粪便，严重者可并发溶血性尿毒综合征。

开海季——享受海鲜盛宴的同时，也要警惕副溶血性弧菌！

丽水市疾病预防控制中心　陶桃　2021-08-25

近期，我市已连续发生多起由副溶血性弧菌引起的食源性疾病暴发事件。

时值开海季，开启秋季捕捞。海鲜是有的吃了，可你知道海货中有一种叫副溶血性弧菌的致病菌会危害你的健康吗？

副溶血性弧菌是一种嗜盐性细菌，它天然存在于海水、沿海环境、海底沉淀物和鱼贝类等海产品中，并且生命力十分顽强，在抹布和砧板上能生存1个月以上。主要污染的食品是海产品，包括多种海洋鱼类、虾、蟹、贝类等。我国不少地区还发现淡水鱼也携带副溶血性弧菌。

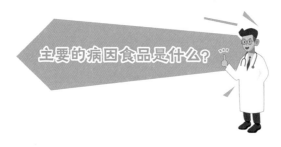

未经烧熟煮透的海产品或其他被副溶血性弧菌污染的即食食品。

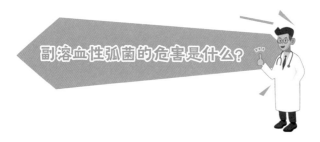

副溶血性弧菌感染的平均潜伏期为17小时，最短1小时，最长4天。典型的感染疾病是急性胃肠炎，表现为呕吐、头痛、腹泻和低热等症状，剧烈腹痛、脐部阵发性绞痛为主要特点，腹泻多呈水样便，病程常为2~3天，恢复较快。尽管副溶血性弧菌感染引起的胃肠炎通常是自限性的，但对于免疫力低下的人群，可能因抢救不及时而导致死亡。

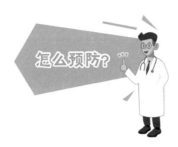

　　生熟用具要分开，食品烧熟至食用的时间不要超过2个小时，隔餐的剩菜食用前要充分加热；防止生熟食物操作时交叉污染；梭子蟹、海蜇等水产品宜用饱和盐水浸渍保藏（并可加醋调味杀菌），食用前用冷开水反复冲洗；加工海产品的器具必须严格清洗、消毒。

　　简单来说，就是：保持清洁；生熟分开；烧熟煮透；安全存放；安全食材。

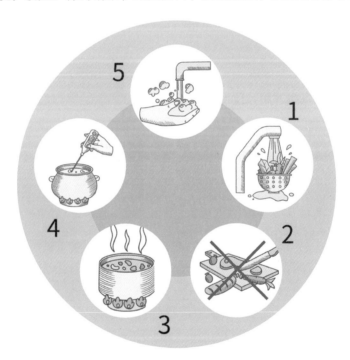

第五节 化学物质篇

哎！用过这种壶的"铅"万要小心

金华市疾病预防控制中心 申屠平平 2019-03-12

锡壶，在我市9个县（市、区）农村很常见，多为嫁娶和祭祖时用，还可用于日常温酒。

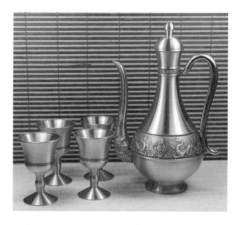

2019年2月25日和27日分别有2户家庭咨询义乌市疾控中心关于家中人员血铅严重超标的问题。义乌市疾控中心工作人员了解相关信息后，对2户家庭都开展了流行病学调查和实验室检测。最后得出明确结论：王某自述的脱发严重，张某自述的儿子注意力不集中、易发脾气、偶有腹痛，都是食用了自家锡壶里存放的黄酒导致的铅中毒所引起的。

锡壶一般为铅锡合金材质打制而成，并非纯锡打造。黄酒中含有多种有机酸，当锡壶盛装黄酒时，黄酒内的有机酸就会导致锡壶中的铅溶出，人多次少量或者一次大量食用这样的黄酒都容易导致铅中毒。无独有偶，上述的王某、张某家近一个月内均用锡壶内的黄酒当料酒来烧菜。张某自述一年用锡壶的频次在4~5次左右，每次祭祀用的黄酒都用锡壶盛装，祭祀结束后剩余的黄酒就用来当料酒烧菜。

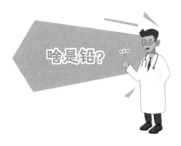

啥是铅?

铅是一种对人体有毒的重金属，进入人体后可影响中枢系统、心血管系统、生殖系统、免疫系统等多系统功能，引起胃肠道、肝、肾和脑的疾病。儿童和孕妇尤其容易受铅的影响，铅中毒使得儿童的智力、学习能力、感知理解能力下降，注意力不集中，多动，易冲动，并造成语言学习的障碍。

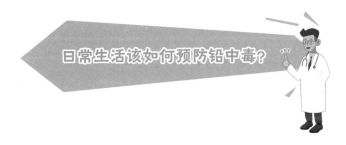

日常生活该如何预防铅中毒?

·勤洗手·

读书看报后立即洗手，特别要注意进食前洗手。要勤剪指甲，减少指甲缝隙藏匿铅尘。

·勤更衣·

外出或下班回家后应更换家居服。特别是职业接触铅或在铅污染较严重环境中工作的人员，上班时应穿好防护服，下班后应洗澡更衣后回家，以免将铅尘带到家中。

·避开铅环境·

不要到车流量大的马路边、铅作业场所等铅污染严重的地方散步或长期停留，避免吸入汽车尾气和铅尘，特别不要带孩子到污染区玩耍。

·避免铅从口入·

不吃松花蛋、爆米花、罐头等含铅量较高的食品。食用蔬菜水果前要洗净去皮。

·平衡膳食，合理营养·

多食用富含维生素和钙、铁、锌等多种微量元素的食物，如新鲜蔬菜、水果、畜禽肉、蛋、奶等，既可以均衡营养，增强抵抗力，又可减少人体对铅的吸收。

锡壶温酒，警惕铅中毒！

台州市疾病预防控制中心　罗亚翠　潘碧枢　倪承珠　2021-07-16

我们先看一则2021年的新闻：

大约是2021年初，70多岁的刘阿姨和老伴儿出现了不同程度的腹痛和恶心呕吐的情况。前往当地医院住院检查，没发现什么大病，就是有些贫血和便秘的问题。

但回家后，两人的症状又开始反复发作。这次，儿女们把他俩送到了杭州市红十字会医院。检查发现，老两口的血铅竟然严重超标，达到了505微克／升！医生告诉他们，体内血铅含量等于或大于200微克／升，就属于铅中毒了。温岭的刘阿姨和老伴儿怎么都想不到，反复两个多月的腹痛竟然不是胃炎、肠炎。

两位老人是单独居住的，一向都深居简出，怎么会突然中毒？经过医生的提醒，刘阿姨这才想起，三个多月前，自己在家整理东西的时候翻出了一把旧的锡壶。老伴儿当时看壶还完好，就用来盛黄酒了。家里平时烧菜就用里面的黄酒，有时候也会倒出来直接饮用。

杭州市红十字会医院职业病及中毒医学科主任李国辉介绍，重金属中毒不仅发生在从事相关职业者身上，大家日常生活中也会遇到，尤其是铅中毒较为常见。比如很多人家中都有"老底子"锡器，其中纯锡制作的不多，大部分材料主要是锡铅合金，铅含量很高。而民间使用锡器的情况也比较普遍，比如用铅锡罐盛放点心，用锡壶盛放冷开水，还有作为祭祀的盛酒器皿，祭祀后，用残留在锡壶中的黄酒（料酒）炒菜食用。**锡铅合金制成的锡器盛放食物、水或料酒后会释放出大量的铅，导致食物被污染，进食后引起铅中毒。**

划重点，锡壶长期盛黄酒饮用，当心铅中毒！ 过去，很多人家里都会用它来装黄酒喝。

锡壶，也称"蜡壶"，为嫁娶和祭祖之用，日常还用来温酒。锡本身并没有问题，只因为锡壶很多不是纯锡，含铅。加了料酒或饮料后，壶中的铅会慢慢溶入食料中，长期使用就发生铅中毒症状，出现腹痛腹胀等反应。

为此，我们特地做了实验。

实验样品

我中心理化检验科采集到16个锡壶。有制于大半个世纪前、久经酒场考验的"老"壶，有新购、新制、零使用的"嫩"壶，还有几个"中青年"代表。

样品处理

将各壶内外清洗干净，晾干10天后再灌装黄酒开展实验。

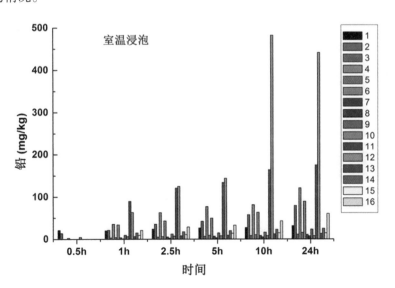

16个锡壶合影留念

第一组，用壶装黄酒，室温（25℃）静置，观测黄酒铅浓度随时间的延长而产生变化的情况。

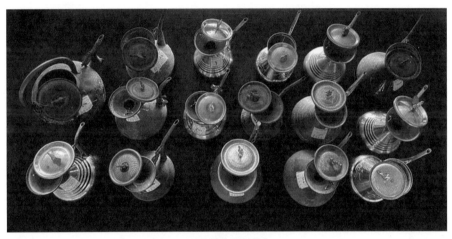

看不明白？没关系，我们只需要知道，黄酒倒在锡壶中室温放置一天后，黄酒中铅含量一路飙升。

浸泡前黄酒中铅浓度为0.007 mg/kg，浸泡后16个锡壶中铅浓度随浸泡时间显著升高，其中，浸泡0.5小时后铅浓度最低达到2.84 mg/kg，是黄酒本底值的406倍；浸泡24小时后铅浓度最高值为441 mg/kg，是黄酒本底值的63000倍！

第二组，用锡壶70℃温酒10分钟后，取下冷却，观测黄酒铅浓度随时间的延长而产生变化的情况。

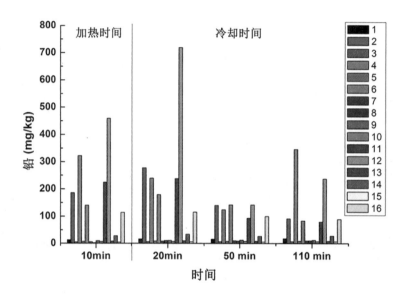

通俗点讲，放锡壶中70℃加热后黄酒中的铅含量比室温放置还要高。

加热10分钟，冷却后锡壶中铅浓度最高达到719 mg/kg，是加热前黄酒本底值的359500倍！同时也是室温浸泡24小时的1.5倍。随着冷却时间的延长，黄酒中铅的浓度有所下降。

虽然这个结果显而易见，但我们的实验还是认认真真、辛辛苦苦做出来的，每张图都饱含实验人员的心血。

《食品安全国家标准　食品中污染物限量》（GB 2762—2017）规定黄酒中铅限量值为0.5 mg/kg。上述两组实验中黄酒中铅的浓度都远远超过了国家标准，直接饮用容易造成铅中毒。

当然，也有一些"壮士"吃着也没出事，一方面或许是他运气好，碰到铅含量极低的锡壶，摄入的少；另一方面，或许他耐受力强，未出现病症。但是，我们普通人就不要去冒险了吧。

小贴士

☑ 如果市民仍在使用锡壶，且出现肚子疼，或小孩出现多动症、记忆力下降等症状，建议去医院检查血铅浓度，防止铅中毒——早发现，早治疗。

☑ 建议将锡壶仅当作祭祀用品，或观赏摆件，不用它作为装酒、温酒的器皿。

吃这种"盐"会中毒，严重者会死亡！

浙江省疾病预防控制中心　陈莉莉　2022-05-23

2022年3月，金华市婺城区上报一起亚硝酸盐中毒致死事件。

一位奶奶在做蘑菇汤时新拆开了一袋家中存放的"食盐"，并与2岁的孙子共同就餐。随后两人先后出现恶心、呕吐症状，孙子出现意识模糊，送医后发现两人高铁血红蛋白值异常，怀疑是亚硝酸盐中毒。经过全力抢救，奶奶症状缓解，目前已痊愈出院。但令人痛心的是，孙子抢救无效死亡。

疾控中心流调人员在患者出租房的厨房内发现一个白色的餐盒里面装有类似盐巴的物品，据奶奶的儿子回忆，里面很可能是一年前开卤味店时剩下的亚硝酸盐。现场采集的12份样本（食物8份，调味品4份）经实验室检测显示：蘑菇汤中亚硝酸盐含量为10000 mg/L，咸菜36 mg/L，剩余盐巴样品中亚硝酸盐含量为80%。经临床特征、流行病学调查、实验室检测综合分析，确认这是一起因误食亚硝酸盐导致的食源性疾病暴发事件。

我省自2010年起每年均有亚硝酸盐中毒事件上报，中毒的主要原因为将亚硝酸盐误当成食盐食用、蔬菜腌制不当等。

亚硝酸盐是一种护色剂，可在肉类中作为食品添加剂使用，其外观与食盐相似，但可导致高铁血红蛋白症，食入0.2~0.5 g即可引起中毒，1~3 g便会导致死亡。当人体摄入中毒剂量的亚硝酸盐即会出现急性中毒症状，特征表现主要为头晕、乏力、胸闷、恶心呕吐及皮肤黏膜紫绀等，潜伏期为20分钟~3小时。

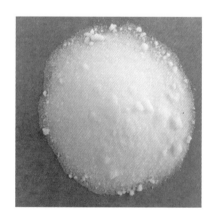

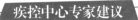

疾控中心专家建议

　　☑加强餐饮单位监管，禁止餐饮单位采购、贮存、使用亚硝酸盐，严防将亚硝酸盐误作食盐使用加工食品。

　　☑食品加工企业及家庭存放亚硝酸盐的地方，要与食品、炊具、饮用水严格隔离，盛放亚硝酸盐的容器要加明显标签，以避免误用。

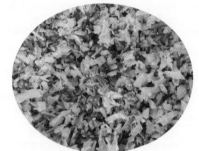

　　☑不食用刚腌制的咸菜，腌菜时盐可多放些，并腌制15天以上再食用；现腌现吃的菜不能久放，腌菜时要选用新鲜蔬菜。